実習で悩む看護学生のつまずきを解決する個別対応策の導き方

刊行にあたり

　人は，自分が教えてもらったようにしか他人に教えることはできないと言います。それ以外に「教えるという方法」を知らないためです。

　あなたには「理想の指導者像」がありますか。筆者が目指しているのは「学生の心に火をつける」ことのできる指導者です。

　理想の指導者と言うと，今でも忘れることのない思い出深い実習があります。循環器病棟での実習で，学生が受け持つ患者のほとんどは，水分や活動を制限されていました。水分摂取量を制限されている患者に「もっと飲みたい」と言われて戸惑うこともあれば，「これぐらい自分で動いてもいいでしょ」と安静療法にストレスを感じる患者を目の前に何もできなかったりと，実習では毎日難題が降りかかります。こうした難題にぶつかるたびに，実習を担当する指導者以外の看護師も，看護について考える・話し合うことに参加してくださいました。さらには，わずかな知識や経験から絞り出した学生のアイデアを実践することにまで，病棟全体が協力してくださるのです。この時，チームで看護するということを学びました。自分の考えを認めてもらえた経験は，その後積極的に「考える」「やってみる」ことへと発展していきました。今思うと，筆者自身の心に火がついた出来事だったのだと思います。筆者の指導の原点はこの経験にあります。

　問題解決の基本は，現状とあるべき姿のギャップを埋めることだと言われています。つまり，問題解決をするためには，適切に現状を把握し，あるべき姿が明確になっている必要があるということです。今となっては，問題解決をする際，何より先に確認する2つの事柄ですが，新米指導者のころは，目の前で起こっている事象のみにとらわれ，この現状がどうなればよいのかという「あるべき姿」を十分に検討できていなかったために，解決策にたどり着けなかったり，問題解決に時間がかかったりしていたように感じています。

本書では，指導における悩み（問題）解決のための考え方がまだ定まらない新米指導者に向けて，看護過程・実習記録の指導の方法を紹介しています。学生が看護過程を展開するという技術を身につけるために，何をどのように指導するのか，すべての方法は「あるべき姿」を設定することから始めています。これまでに実際に指導した場面を基に，その現状をどのようにとらえ，何をあるべき姿とし，指導内容・指導方法を導き出したのか，筆者なりの解決策にたどり着く過程も含めて伝えさせていただきました。ですから，本書で紹介する指導方法は，唯一の答えでも正解というわけでもありません。筆者が，ある学生と直接かかわる中で，その課題・実習において成果を出した指導の一部です。効果的な指導方法というのは，対象となる学生によっても指導する指導者によっても異なります。あなたにとって最も効果を出しやすく，学生にとっても最も取り組みやすい指導を見いだすための手がかりとして，本書を使っていただけたらうれしく思います。

2018年4月

ユアナーシング 代表
看護師／元・看護教員
ローザン由香里

CONTENTS

序章 「実習記録が書けない」とは

①何を書けばよいのか分からない 6
②うまく書けない 7
③これでよいのか分からない 8

第1章 学生にとっての実習記録から記録指導について考える

看護過程を有用な道具として扱えるようになるために 12
実践につながる実習記録は指導者とのやり取りによって出来上がる 13
実践につながる実習記録にするために 14
書くことの前に,看護過程を展開することへの支援を 17

第2章 初めて看護過程を学ぶ学生に指導する時の5つのポイント

①看護過程は学生だからやらなければならないことという誤解 22
②看護過程の各ステップは独立しているという誤解 25
③解き方パターン(型)を獲得できていない 26
④「できた」という実感がなく,自信がない 29
⑤病態理解を看護過程に活用できない 34

第3章 実習で看護過程の展開を指導する

実習開始前 40
実習開始後 44
看護過程という思考を使って看護を実践するための指導 53

第4章 看護過程の指導のための準備

①看護過程の理解 76
②学習者としての学生の理解 80
③指導者の役割の解釈 83

第5章　学生が主体的に学ぶ実習にするために

- 学生目線で指導する 90
- 不安を解消し，安心感と信頼感を与える 94
- 指導に一貫性を持つ 97

第6章　学生がつまずきやすいケースから指導案を検討する

ケース1	どのような情報を集めたらよいのか分からない	102
ケース2	情報が不足している	104
ケース3	集めた情報を分類できない	107
ケース4	アセスメントが情報の羅列になってしまう	110
ケース5	アセスメントが浅い	114
ケース6	アセスメントがずれる	117
ケース7	言いたいことが分かりにくい	120
ケース8	疾患と関連付けられない	121
ケース9	対象に合った看護問題を挙げられない	123
ケース10	看護目標を立てられない　看護目標に具体性がない	124
ケース11	看護計画に個別性がない	127
ケース12	看護計画が対象に合っていない	128
ケース13	評価ができない	129
ケース14	評価が感想文・反省文になる	129
ケース15	評価が次の看護計画につながらない	131

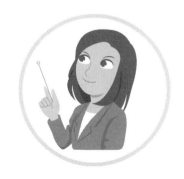

序章

「実習記録が書けない」とは

　なぜ実習記録が書けないのか，その原因について探る時，何をもって「書けない」と定義するかということが影響します。
　本章では，学生の言う3つの「書けない」について考えてみたいと思います。

①何を書けばよいのか分からない

　読書感想文を書くというのは，誰もが認識しているとおり，本を読んだ感想を書くということです。読書感想文を書くためには，本を読んで感じたこと，思ったことが「感想文の中身＝書くこと」として存在していることが大前提になります。

　実習記録にも同じことが言えます。実習記録が書けるということは，実習記録に書くことが「ある」という状態でなければなりません。看護過程を展開する実習で実習記録に書くこととは，「看護過程を展開した内容」です。実習記録に書くことが「ない」ために書けないという時，書き方が分からないのではなく，看護過程を展開できていないことで，看護過程を展開した結果が「ない」のだと言えます。

　アセスメントの記録用紙には，アセスメントした内容を書きます。この時，まずアセスメントをする，そしてアセスメントした内容を書く，この順序が重要になります（**図1**）。

　しかし，アセスメント記録を書くことをアセスメントすることだと誤解している時，書きながらアセスメントをすることになります。書きがならアセスメントをする

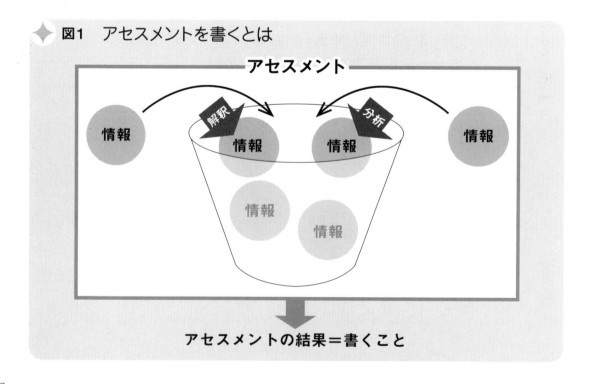

◆ 図1　アセスメントを書くとは

（書きながら考える）のが難しいのは，アセスメントの結論が決まらないうちに書き始めるために，向かう方向が定まらないためです。「途中で何を書いているのか分からなくなる」。これは，まさにアセスメントをしないで（結論を出さないで），アセスメント記録を書き出した時に見られる現象だと言えます。

> 看護過程を展開する実習で，なぜ実習記録が書けないのか①
> **看護過程を展開できていない**

②うまく書けない

①で言うところの「書くこと」は「ある」けれど，結果として文章がうまく出来上がらないという時，書くことに慣れていない可能性が高いと考えられます。

「人は文章を書くことができる。もし書けないとすると，それはこれまでに書く練習をしたことがないというだけのことだ」[1]と樋口は言います。学生時代，何時間もかけて完成させていた実習記録を，看護の経験を積んだ今ではずっと短い時間で書き上げることができます。これは数稽古のたまものにほかなりません（**図2**）。

◆ **図2　数稽古のたまものの例**

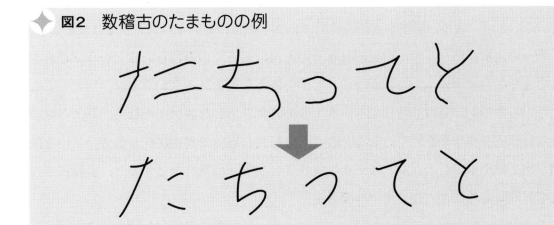

位置や向き，長さ，形などを手本で確認しながらやっと書いたバランスの悪い文字も，繰り返しの練習によって，手本を見なくても手本のように書けるようになる。

実習記録は，日記やメモなどと違って，読み手と共有するという性質を持ちます。書き手の主張を書き手の好きなように述べればよいというものではなく，読み手に書き手の意図が伝わるように書く必要があります。そのために，書き手の主張が明確であることとは別に，何を求められているのかを適切に把握した上で，期待される内容，読み手に分かりやすい表現や構成などに気を配らなければなりません。特に看護学実習の実習記録には，専門用語や特有の表現が使われます。使い慣れない学生にとっては，日常の表現をそれらに置き換えるだけでも一苦労です。

　書きたいことではなく，書いた方がよいと思うことでもなく，「書くべきこと」を書くためには，文学的な文章が書ける特別な能力を持っている必要はなく，実習記録に必要な文章を書くための練習を繰り返すことが解決策になると考えます。

> 看護過程を展開する実習で，なぜ実習記録が書けないのか②
> **練習不足**

③これでよいのか分からない

　何を書けばよいのか分からない，うまく書けないに対して，3つ目は，何とか自分なりにまとめてみたけれど，これが正解なのか自信がないという場合です。正確には，書けないと言うより，学生本人が書けたと思っていないという場合が当てはまります。

　唯一の正解があり，唯一の正解は唯一の方法によってのみ得られるという学び方をしてきた場合，決まった方法がなく，しかも答えも複数あるというのは，何とも心もとないものです。算数で言うなら，3＋5の答えを出しなさいでもなく，答えが8になる計算式を作りなさいでもなく，答えも計算式も自分で自由に作りなさいという問題が当てはまるでしょうか。ルールを守ることが唯一の条件だとすると，計算式も答えも無限にあることになります（**図3**）。

　看護過程に置き換えて考えた時，守るべきルールは看護過程における原理原則だと言えます。この場合，興味深いのは，多くの学生はルールを守ることができたかどうかということよりも，出した結論が正解かどうかということに注目するという点です。学生が実習記録を書いては，「これでいいですか。これで合っていますか」と確

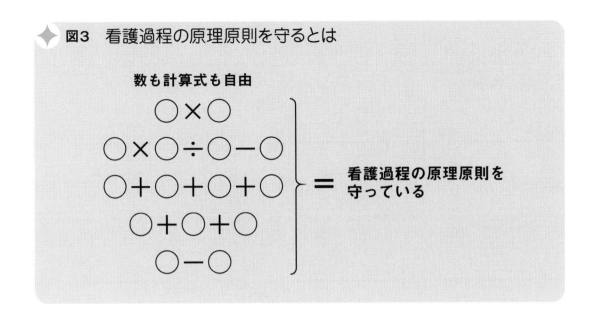

図3 看護過程の原理原則を守るとは

認せずにいられないのは，実習記録は答案用紙であり，間違ってはいけないという認識の表れのように思います。実習記録は答案用紙ではありません。最初に実習記録に書いた自分なりの結論は，助言や追考によってさらに整います。この繰り返しによって，結論は段々と完成していくものだと考えます。学生が学びのための道具として実習記録を活用できない背景には，指導者（教員と臨床指導者）である我々の実習記録の扱い方が影響しているように思います。

> 看護過程を展開する実習で，なぜ実習記録が書けないのか③
> **間違うことへの負の意識**

第 1 章

学生にとっての実習記録から記録指導について考える

　効果的な実習記録の指導について考える時に確認しなければならないのは，実習記録を指導する目的です。実習記録を指導することで，何を成し得たいのでしょうか。実習記録を書くことを実習目標を達成するための一つの課題としてとらえた時，実習記録をどのように取り扱うとよいのでしょうか。
　本章では，現在の筆者の取り組みを基に実習記録について考えてみます。

看護過程を有用な道具として扱えるようになるために

　学生から聞く看護過程についての話は，苦手意識を連想させるものが多く，中でも「何を書けばよいのか分からない」「書き方が分からない」「書くのに時間がかかる」など「書く」ということにひも付けられている印象を受けます。

　看護過程と言うと，「書くこと」だと誤解している学生は少なくありません。看護過程の講義でも，看護過程の展開を課題とする実習でも，「書く」という形で課題を提出することが一般的です。行為だけを取り出すと，「看護過程とは書くことである」という認識になるのも自然な気がします。

　しかし本来，看護過程の展開は「書くこと」ではありません。黒田は，看護過程を「看護を科学的に，知的に実践するための不可欠の道具である」[2]と説明しています。看護過程という道具をうまく使いこなすことができれば，科学的で知的な看護を実践できるというわけです。

　看護過程を道具として説明する時，筆者は計算機を例に挙げることがあります。計算機というのは，使いこなせるようになると大変便利な道具です。ただし，計算そのものや，計算機の取り扱い方を知らない人にとっては，ただの「物」でしかありません。計算機とは何のために使うもので，どのように扱うものなのか。この理解ができて，初めて計算機を計算機として「使う」ことができます。「使う」ことによって，利便性や有用性を実感し，さらには何度も繰り返し「使う」ことによって，ただの「物」が「便利な道具」に変わっていきます。

　看護過程は何のために使うものなのか，どのように扱うものなのかをこれから学ぶ学生にとって，看護過程はまだただの「物」なのかもしれません。ただの「物」を看護を実践する上での有用な道具として扱えるようになるために，その効果を実感できるような学びを支援することが重要になると考えます。

実践につながる実習記録は
指導者とのやり取りによって出来上がる

　「実習記録さえなければ，実習は楽しいのに」という学生の嘆きを聞くたびに，実習記録の在り方を自問自答します。学生が実習記録の重要性を感じられないのだとしたら，重要ではないものに時間をかけることに意味を見いだせないのは自然な反応です。実習記録のために睡眠時間を削り，睡眠不足のまま翌日の実習に出かけ，慣れない環境での気疲れも加わり，その日の実習が終わるころには疲労困憊。看護の現場で看護を学ぶという実習でしか得られない機会に，（実際には準備としても機能してない）準備のために準備万端で臨めないというのは本末転倒です。書くこと自体が目的となり，学びや実践につながらない実習記録になっている時，その在り方を見直す必要性を感じます。

　それでも学生は，不平不満を感じながらも実習記録を書きます。なぜなら，実習記録が評価の資料となることを承知しているからです。実習記録用紙に余白が残っていることや記録した内容が正解かどうかについて過敏になることからも，学生は実習記録を答案用紙のように扱っていることがうかがえます。解答欄を正解で埋めなければならないという意識は，学生の関心を目の前にいる受け持ち患者ではなく，実習記録を評価する指導者に向かせることにもなりかねません。こうなると，実習記録は看護の学びや実践からどんどん遠ざかっていきます。

　受け持ち患者を思い，一生懸命考えた援助の計画で成果を得られた時，受け持ち患者に感謝された時の感動を学生は忘れません。あの時の振り返りがこんな形で役に立った，あの時のアセスメントのお陰で個別性のある看護計画になったと実感する。実践につながる実習記録は，指導者とのやり取りによって出来上がっていくものだと筆者は考えています。

実践につながる実習記録にするために

実習の目的・目標を適切に把握する

　到達地点が明確になることで，到達地点にたどり着く方法を検討しやすくなります。実習中は予定どおりに実習を進めることに注意が向きがちですが，到達地点を把握できていなければ，日々の進む方向を決められず，適切な軌道修正もできません。日々の進む方向を確認するためには，「この実習では学生がどうなることを目指しているのか」実習の到達地点，つまり実習目標を適切に把握することが重要になります。

　日々の指導場面においての悩みは，実習目標達成に向けて「学生がどうなるとよいのか」という確認作業が解決策を導き出す手がかりになります。

　何をどのように指導するとよいのかを決めるかぎは，その指導によって学生がどうなることを目指しているのか，目指した先に実習目標があるかという点にあると考えます。

実習記録が書けるようになることが実習目標なのか？

　実習記録の指導を考える時に注意していることが２点あります。

　一つは，「実習記録が書ける」ことが目標になっている時，指導の役割は学生自身によって実習記録が書けることを目指し支援することであって，改善点を指摘し，何をどうするのかを指示することではないということです。

　筆者には，実習記録のどの部分に改善が必要で，何をどのように直すとよいのかをできるだけ具体的に示すことが最良の指導だと信じて実習記録の指導をしていた時期があります。正解な実習記録を完成することに注力するあまり，実習記録に取り組む学生ではなく，実習記録そのものに関心が向いていました。この方法は，結果として指導者の考えを押しつけることになり，学生の主体性ややる気を奪ってしまうことになりかねません。実習目標を適切に把握できていなかったことが一因だと考えます。

　もう一つは，その実習において「実習記録が書ける」ということが本当の目標なのかを確認できているかということです。

　実習記録が書けるようになるということが実習目標なのか，他の実習目標を達成す

るための手段として実習記録を書く必要があるのかによって指導は異なります。実習目標を誤って解釈してしまうと，誤った実習目標を達成するために指導をすることになり，本来の到達すべき地点にたどり着くことができません。実習目標を達成するための実習記録の指導を行う際には，実習目標と実習記録の関係を明確にすることが重要です。

実習は看護の現場で実際に行われている看護や場面を教材にした授業である

　実習は，講義や演習と並ぶ，授業の形態の一つです。実習は，学内で習った知識や技術を使って実践するという集大成に似た性質を持っていることから，ある意味，試験としての位置付けにあると誤解しやすいです。ゆえに，理解できているかどうか，身に着いているかどうかなどを評価する機会ととらえてしまうことがありますが，実習は看護の現場で実際に行われている看護やその場面を教材に看護を学ぶ授業なのです。

　授業とは「教育課程を前提にした一定の時間割に従い，ある決められた学級で教師と生徒（集団）とが，一定の教科・教材を媒体として働きかけあう形ですすめられている人間的営為である」という天野の定義を基に，池西は実習を「学習者と対象（患者），学習者と実習指導者・教員，対象（患者）と教員・実習指導者が相互に関係しあって，対象のもつ健康上のニーズに対応していくことを学ぶ経験型の授業である」[3]と説明しています。

　指導者は，受け持ち患者の看護目標が学生の看護活動によって達成されたかどうかを評価するだけでなく，学生と共に受け持ち患者の看護目標の達成を目指す中で，学生が実習目標に到達するためのかかわりをする役割を持つと解釈します（**図4**）。

実習指導案は実習目標達成までの指導の道のりを示す羅針盤

　実習を授業とした時，石束は意図的なかかわりをするために実習指導案を作成することを推奨しています。実習指導案の作成について，次の3つの意義を挙げています[4]。

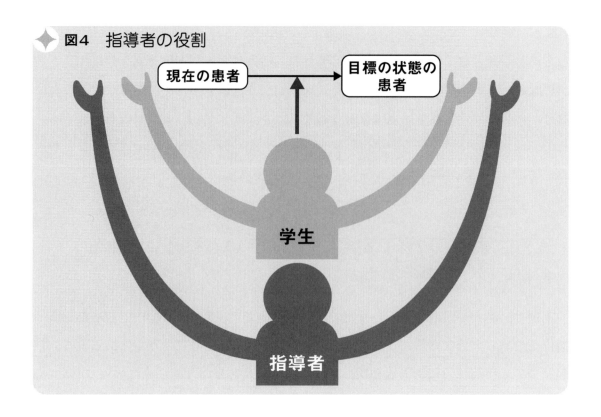

◆ 図4 指導者の役割

①指導のための思考を整理し，意図的に計画的に指導を行うことができる。
②自らの指導を振り返り，評価に役立てることができる。
③明確に記述された実習指導案は，他者も参考にすることができ，ひいては，看護教育の質の向上にもつながる。

　実習指導案は，限られた期間で設定された目標を達成するために，いつ何をどのように指導するとよいのかという，実習目標達成までの指導の道のりを示す羅針盤のような役割があります。指導案どおりには進まないことも多いですが，主軸となる計画があるからこそ，修正の必要性に気づきやすく，また適切な軌道修正をしやすくなります。無計画な指導は，指導者自身も迷いやすく，指導に一貫性を保ちにくくなります。限られた期間内で実習目標を達成するために，実習指導案の役割は大きいと考えます。

解決策は仮説であり，検証を繰り返すことが必要

　指導者の一言が学生にとってどれほどの影響力があるのかを知っていればいるほど，実習で学生に最大限に看護を学んでほしいという願いが強ければ強いほど，何を

どのように指導するとよいのか慎重になるものです。

「教育は看護に似ている」。看護教員研修時代に聞いた覚えがあります。アセスメントによって導き出された解決策は，看護の問題を解決するであろう策であって，問題の解決を保証するものではありません。看護には正解が1つしかないわけではないのと同じように，教育の答えも1つではないのだとしたら，我々指導者は学生に最も適した指導（解決策）を導き出すために，仮説と検証を繰り返すことになるのだと思います。まさに，指導者自身も身をもって問題解決を実践し続けるということだと言えます。

筆者は，実習指導の答えは学生が持っていると考えています。あの時の実習指導が良かったのかどうかは，実習評価や実習後の学生の達成感・満足感とは別に，何年も先，学生が看護師として活躍するようになった後の看護活動に表れるのかもしれません。

書くことの前に，看護過程を展開することへの支援を

看護過程を展開する実習では，実習記録には看護過程を展開した内容を書きます。ということは，実習記録を書くという段階で，「看護過程を展開した内容」が「ある」ことが前提になります。さらには，看護過程を展開した内容が「ある」とするためには，「看護過程を展開するということができている」必要があり，看護過程を展開するためには，「看護過程を展開するというのは何をどうすることなのかを理解」していなければなりません。こうして「実習記録を書く」ということの構成要素を確認すると，実習記録が書けるための要素の多さに気づきます（**図5**）。

実習記録が書けない時，語彙力や表現力，文章作成能力や発表能力などを含む国語力の問題が取り上げられることがあります。もちろん，それらも「書けない」ことに影響していると考えられますが，実習記録以外のレポートは問題なく書くことができる学生も，実習記録になると「書けない」ということが起こることがあります。このことを踏まえると，実習ならではの何かが実習記録が書けないことに影響しているのではないかと推察できます。

筆者は，看護過程を展開する実習において，実習記録が書けないということに最も影響しているのは，看護過程を展開した結果をそろえること，つまり看護過程を展開す

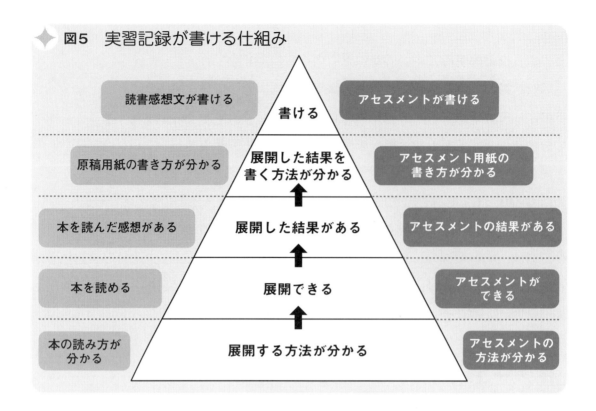

◆ 図5 実習記録が書ける仕組み

ることができないことだと考えています。

　池西は,「看護過程を活用して看護を展開するためには,次に示す能力や技能を必要とする」として,次の項目を挙げています[5]。

・問題に気づく能力
・問題を同定するための批判的思考能力
・意思決定能力
・問題解決策の考案に向けた柔軟な創造的思考などの多様な思考力（知的技能）
・聴く能力・伝える能力
・情報収集する能力などの人間関係の技能
・特定の結果や望ましい行動反応をもたらすための方法を展開する技術的技能
・看護の対象となる人々の心情を感じ取り,気遣いを行うケアリングの能力

　看護過程という思考を活用するということにも慣れておらず,看護を展開することに必要な能力や技能もこれから身に着けるという学生にとって,看護過程を展開するということが容易な取り組みでないことが想像できます。実習記録に看護過程を展開した内容を書くのだとしたら,書くことの前に,看護過程を展開することに支援が必

要になることは明白です。

　アセスメント用紙にアセスメントが書かれない時，情報を集めることに苦戦しているのか，そもそもどのような情報を集めたらよいのか分からず困っているのか，解釈や分析に迷っているのか，うまく文章にできずに悩んでいるのか，考えられる理由はさまざまです。そして，その理由によってかかわり方は異なります。

　「実習記録は，指導者がそれを評価しつつ指導をすすめていくとはいうものの，それは評価資料というより，よりいっそう学生と指導者とのコミュニケーションの道具としての性格が強い」[6]と中西は言います。

　実習記録の指導とは，実習記録に書かれた事柄に「対して」考え方や書き方などを指導することのほかに，埋まらない空白のままの記録用紙，書きかけの文章も含め，学生の表現からメッセージを受け取り，そのメッセージから，看護を学ぶために，看護過程を展開するために必要な支援を考え行うという，実習記録を「使った」指導も含むと考えます。本書では，「看護過程という思考を使うことができる」ことに焦点を当てた指導についてお伝えします。

◆ローザン由香里の**チェックポイント！**

1	「効果を実感できる学び」を支援することが大切！
2	意図的なかかわりによって実習記録を実践につなげる！
3	実習目標を達成する指導とするために，実習目標と実習記録との関係を明確にする！
4	学生が実習目標を達成するために，学生と共に受け持ち患者の看護目標の達成を目指すかかわりも指導者の役割である！
5	主軸となる指導案を持つことで，意図的で計画的な指導ができる！
6	実習記録を評価の資料としてだけでなく，コミュニケーションの道具として使う！

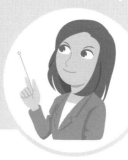

第2章

初めて看護過程を学ぶ学生に指導する時の5つのポイント

　学生がうまく看護過程を展開できないと困っている時，学生が看護過程を展開している現在の方法（やり方）について，できるだけ細かく確認するようにしています。すると，その学生にとっての「看護過程の展開を阻害する因子」が見つかります。

　本章では，これまでに筆者が確認した因子の中で，複数の学生に共通する5つの因子について解説し，それらを取り除く方法を紹介します。

①看護過程は学生だから
やらなければならないことという誤解

　看護過程を「書くこと」だと勘違いしている学生は少なくありません。これに加えて，看護過程を展開する（学生にとっての「書く」）という取り組みは，学生に余儀なく与えられる試練で，看護師になった暁には必要がなくなることだと認識している学生の話も耳にします。人は，自分の役に立たない，あるいは自分に関係がないと感じることなどに，なかなかやる気を出せないものです。

　看護過程は，看護を科学的に，知的に実践するための不可欠の道具であり，正しく使うことで，効果的に看護を実践することができます[2]。学生だからやらなければならないことという誤解を解き，看護過程という思考を使う効果を実感できると，看護過程を学ぶ意義が理解しやすくなると言えます。

　学生が書けないことに悩み，看護過程の課題が進まないことで，看護過程を学ぶ意義を見いだせずにいる時，または筆者が学生に対してそのように感じる時，「看護過程を書く」という誤解を解くために，「看護過程という思考を道具として使う」という考え方を再確認できる機会を持つようにしています。特に強調するのは，習得するのは「考え方」であって「書き方」ではないという点です。

　第1章でも述べたとおり，「考えを書くことができる」ためには，「考えがある」ことに加えて，「書くことができる」必要があります。書くことがあっても，それを表現できない場合には，書く練習が必要になります。しかし本項では，書く前に行う，書く中身をそろえる，つまり書く中身が「ある」状態にするための指導について扱っています。そのため，結果として文章にできるかどうかということと切り離して，看護過程という思考を使うという点に焦点を当てます。

　看護過程は，問題解決過程を基盤にしています。看護過程という思考を使うということは，問題解決過程という思考を使うということです。問題解決過程は日常で使われる思考であるため，学生が想起しやすい日常の場面を取り上げ，問題解決過程を確認することから始めます。例えば，「いつもと様子の違う友人が，その友人にとって望ましい状態になるために，あなたならどうしますか？」という投げかけをし，実際に友人に働きかけるという行動までの過程を細分化します（**図6**）。

図6-1　看護過程の基盤になる問題解決過程を確認する

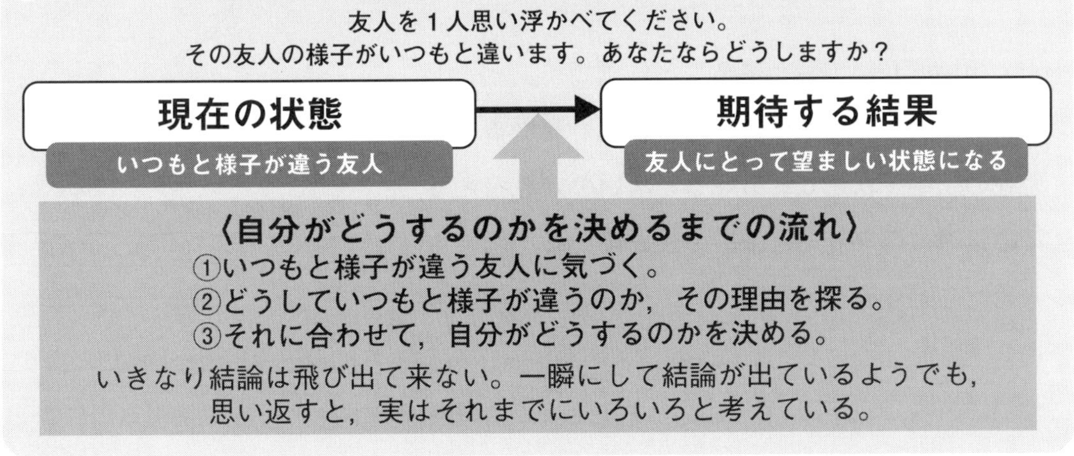

友人を1人思い浮かべてください。
その友人の様子がいつもと違います。あなたならどうしますか？

現在の状態　いつもと様子が違う友人　→　**期待する結果**　友人にとって望ましい状態になる

〈自分がどうするのかを決めるまでの流れ〉
①いつもと様子が違う友人に気づく。
②どうしていつもと様子が違うのか，その理由を探る。
③それに合わせて，自分がどうするのかを決める。

いきなり結論は飛び出して来ない。一瞬にして結論が出ているようでも，
思い返すと，実はそれまでにいろいろと考えている。

図6-2　日常の問題解決過程を看護過程に置き換える

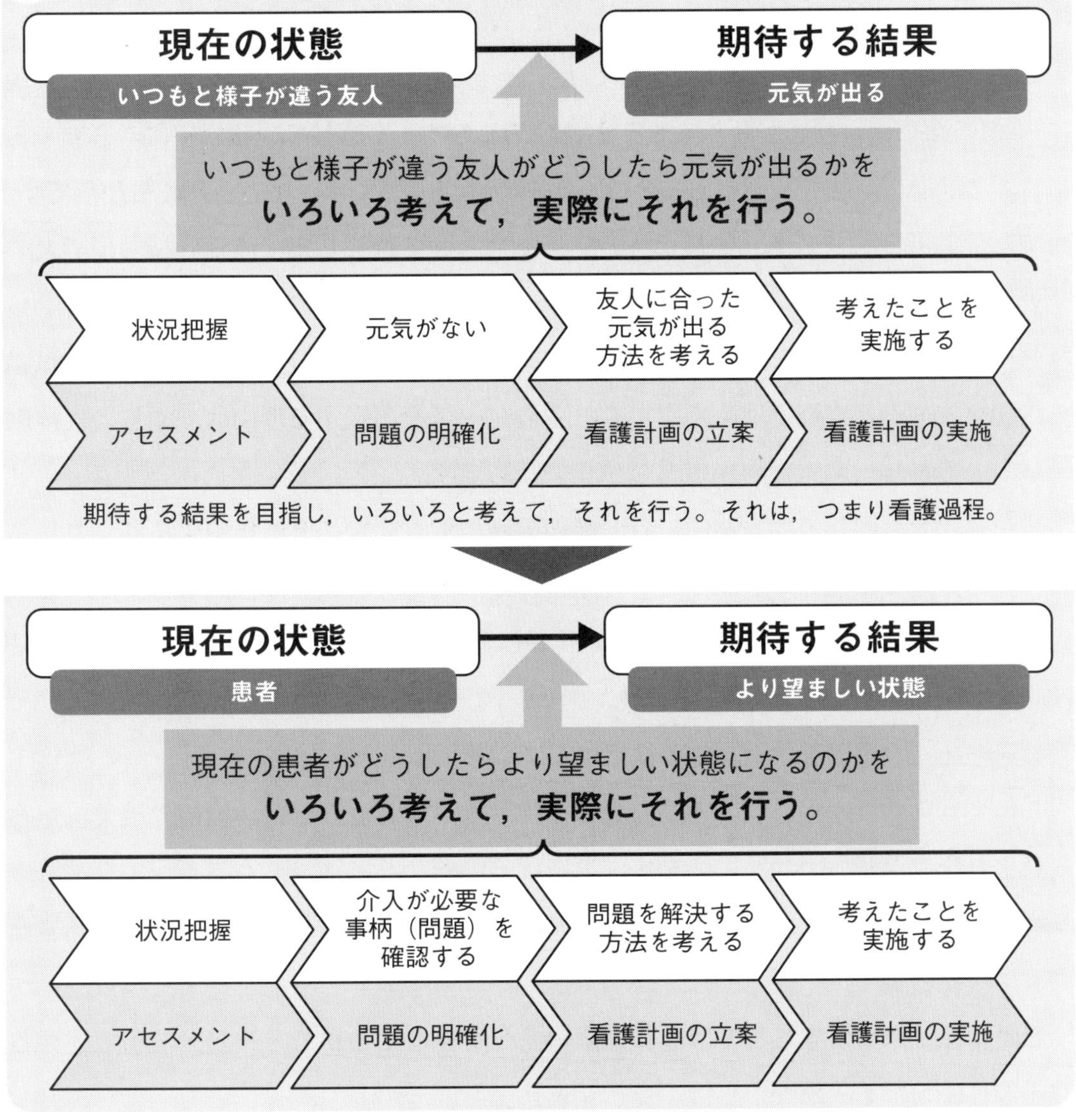

現在の状態　いつもと様子が違う友人　→　**期待する結果**　元気が出る

いつもと様子が違う友人がどうしたら元気が出るかを
いろいろ考えて，実際にそれを行う。

| 状況把握 | 元気がない | 友人に合った元気が出る方法を考える | 考えたことを実施する |
| アセスメント | 問題の明確化 | 看護計画の立案 | 看護計画の実施 |

期待する結果を目指し，いろいろと考えて，それを行う。それは，つまり看護過程。

現在の状態　患者　→　**期待する結果**　より望ましい状態

現在の患者がどうしたらより望ましい状態になるのかを
いろいろ考えて，実際にそれを行う。

| 状況把握 | 介入が必要な事柄（問題）を確認する | 問題を解決する方法を考える | 考えたことを実施する |
| アセスメント | 問題の明確化 | 看護計画の立案 | 看護計画の実施 |

①友人の様子がいつもと違うことに気づく。
②何があったのか（現在の状態・状況）を探る。
③現在の状態・状況がどうなるとよいのかを考える。
④そのために何をするとよいのかを考える。
⑤考えたことを行う。

　これに看護のケースを当てはめて，看護のケースにおける問題解決過程を確認します。この際に筆者が心がけていることは，最初に看護過程の中身を詳しく説明しないことです。「現在の状態・状況を期待する結果にするために行う『いろいろなこと』が，実は看護過程である。臨床で看護師が一瞬にして必要な看護を行う時も，その一瞬の間には看護過程が機能している。言い換えると，論理的であるこの思考を使っている時に，期待する結果が得やすくなる」ということに絞って伝えるようにしています。その理由は，「何のために看護過程なんてやる必要があるの？」と感じている学生に，必要であることを前提に方法を説明することは，学生の疑問に答えていないと考えるからです。

　例として扱うケースは，それぞれの学生に合わせて選択します。受け持ち患者とのやり取りでうまくいったケース，実習グループのメンバーとのやり取りでうまくいったケースなど，問題が解決したケースには問題解決までのプロセスがあり，そこにある論理を看護過程に当てはめます。これらのケースを選択する理由は，学生の実体験に基づいており，学生自身が想起しやすいためです。

　看護過程を展開している最中，目の前の課題に取り組むことに集中するあまり，看護過程を俯瞰して見ることができず，今自分が看護過程のどこに位置していて，この先どこに向かうのかということを見失ってしまうことがあります。そのような時には，**図6**のような視覚で確認できるものを使って，現在地と目的地を確認することで，看護過程を使う意義を再認識する機会にしています。

　このような看護過程についての概論的な内容は，看護過程を習う最初の授業に組み入れられることが多いかと思います。筆者はその機会とは別に，看護過程の課題に取り組み始めた後，学生が行っている実際の取り組みから帰納的に看護過程を確認するようにしています。

　看護過程をステップごとではなく，全体として見ることができると，次項で述べる看護過程における誤解が生じにくくなります。

②看護過程の各ステップは独立しているという誤解

　必要性が分かれば，行動できるかと言うと，それほど簡単なことではありません。看護過程においても，頭では看護過程を使う必要性について理解できたからと言って，それを使えるかと言うと，それとこれとは話が別ということはよくある話です。本項では，なぜ必要なのかという理解に，「実際にどのように役に立つのか」という内容を加えて，学生に自分に必要で自分と関係のあることだということを感じてもらう工夫について紹介します。

　学生が，看護過程という道具が看護を実践する上で役に立つものだと実感できない時，やり方を間違えていることがあります。看護過程の展開において，学生によくある間違いは，アセスメントから看護計画評価までの5つのステップが別々に独立しているという考え方です（図7）。この場合，ステップ間につながりはありません。アセスメントを使わず，問題を明確化したり，アセスメントによって明確化された問題を使わず，看護計画を立てたりすることなどが当てはまります。

　この誤解による最大の問題は，看護過程という思考を使わないことで，対象に必要

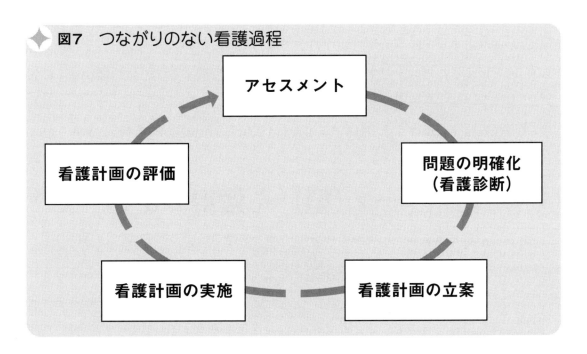

図7　つながりのない看護過程

な看護にたどり着けないことです。前項の例を使うならば，友人の状態・状況を適切に把握できないことで，友人に合った対応ができないことに当てはまります。

ただ，正しい看護過程を理解できていない学生にとって，間違った看護過程によって生じる問題は実感しにくいものです。このような場合，筆者は，正しい看護過程について説明する際，間違った看護過程では得られない利点を添えるようにしています。

看護過程の各ステップにおいて行うことというのは，次のステップにつながるべく方法になっています。例えば，アセスメント。次のステップは問題の明確化です。問題を明確化するためのアセスメントができれば，アセスメントの結果は，漏れなく対象に合った問題を導き出すことになるはずです。対象に合った問題を導き出すことができれば，その問題を解決するための対策は対象の問題を解決するための策になるはずです。アセスメントから問題の明確化までの結果を看護計画に反映させることができれば，漏れなく個別性のある看護計画になるはずです。

このように5つのステップがつながっている時，対象に必要な看護にたどり着けます。看護過程によくある「ずれる」ということも，「個別性がない」ということも，5つのステップがつながることで解消されます。5つのステップがばらばらに独立しておらず，つながっている時，筋道を立てて展開ができている，つまり看護過程の基本である「論理的思考」を活用できていると言えます（**図8**）。

看護過程を展開「できる」ことを目指して指導する時，方法の指導に注力してしまうことがありますが，なぜその方法なのか，何のためにそのステップを行うのか，理由や目的を伝えることは，学生が看護過程の仕組みを理解することにつながり，結果として方法を理解する近道になると考えています。

看護過程の展開を指導する方法については，次項および第3章で詳述します。

③解き方パターン（型）を獲得できていない

看護過程を使う必要性が分かり，どのように役に立つのかも分かりました。ただ，看護過程がどれほど重要なのかを理解できたとしても，「やり方」が分からないと行動できません。本項では，行動につながる「やり方」の指導について解説します。

看護過程を指導する中で，学生にこんなことを言われました。「先生に説明される

図8 つながりのある看護過程

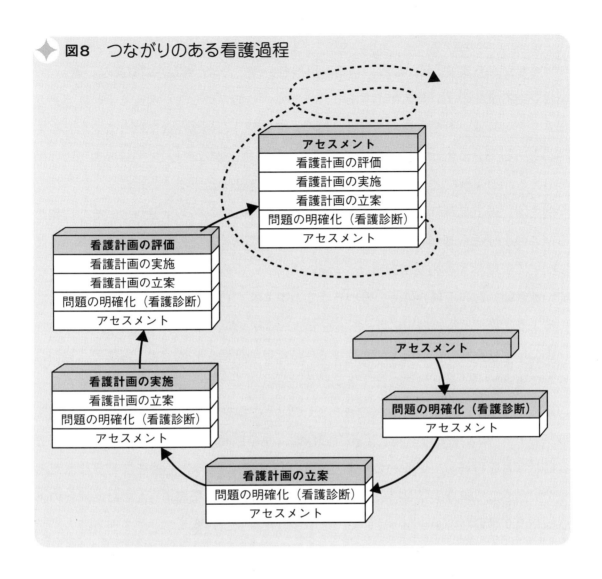

　と，なるほどなあって思うんですけど，どうやったら自分でそれを思いつけるようになるのか分かりません」。この学生の一言は，筆者にとって指導を見直す大きなきっかけになりました。学生が指摘するとおり，筆者自身が結論を出すまでのプロセスを知り，そのプロセスをたどるための条件さえそろえることができれば，学生も同じように結論を出すことができるようになります。そう気づいた時から，答えを与える指導から，問題の解き方を指導する方法に変わっていきました。

　ベッドメーキングや体位変換などの看護技術には，基本的な手順があります。この手順には，どのような順番でどのように行動するのかが示されています。

　看護過程を使う技術も同じです。看護過程を使うというのは，看護過程という思考（考え方）を使うということです。「看護過程という思考を使う＝考える」という作業

には手順があります。何かしらの結論が出るということは，外からは見えないだけで，結論が出るまでのプロセスが必ずあるはずです。このプロセスが考える手順に当たります。アセスメントをする時，看護目標を立てる時，どのようなプロセスをたどって結論を出しているのか，指導者自身の考え方を細分化することで，「あることについて考える」とは何をどうすることなのかを把握できます。

　例えば，紙上患者事例で患者情報を読む時，気がかりな情報に気づき，その情報から「このような看護が必要になるかも」と予測しながら，「ということは，あのことについても確認する必要があるな」と思い当たり，「それについての情報はどうなっているかな」という具合に，いろいろなことを考えています。一見すらすらと読んでいるように見える行為の中には，さまざまな「営み」が含まれているということです。

　また，それぞれの行為には，それができるだけの準備が必要です。最初の「気がかりな情報に気づく」というのは，気がかりだと気づくために必要な知識があることが前提にあります。心不全の事例を読んでいて，「夜間息が苦しくなる」という情報から左心不全が思い浮かぶには，心不全の病態，左心機能が低下することによって起こる症状などを理解している必要があります。併せて，「実際に心機能はどうなんだろう？」と感じて検査所見を探しているとしたら，心機能を把握するためには，どのような検査が必要なのかを知っていて，その検査結果を読み取ることができる能力を備えていなければなりません。事例を読んでいて，気がかりな情報に線を引くという一見とても単純に見える行為も，それができるためには，文章を読む能力以外に必要な能力があるのです。

　このように，自分の考える行為と，それができるためには何が必要なのかをひも解くと，学生が獲得すべき知識や技術は何かを知る手がかりが確認できます。

　インストラクショナルデザインの理論では，問題解決には解き方のパターン（スキーマ）を獲得する必要があるとしています[7]。問題が解けない理由は，解き方のパターンを獲得できていないためであって，理解力がないからではないと言われています。「考える」という行動は目に見えないことから，その技術を身に着ける時，学習者の学ぶ技量に頼ってしまいがちですが，自由に考えるということに慣れていない学生に対しては特に，センスや発想力に頼って答えを出すのではなく，筆者自身の考えるパターン（型）を把握した上で，その「考え方」を使って答えを出す方法について指導しています。

④「できた」という実感がなく，自信がない

　看護過程を使う必要性が分かりました。どのように役に立つのかも分かりました。看護過程の使い方も分かりました。さて，次に注目したいのは，「やり方」が難し過ぎると行動が起こりにくい，または行動が続かないという点です。

　何かが「できる」ようになるためには，行動することは必須です。行動を起こしやすくし，スキルを身に着けるまで行動を持続することができるための工夫として，筆者はスモールステップとフィードバックを心がけています。

　複雑な運動技能については，それを構成する基礎となる単純で簡単な動作（小さな目標）から段階的に習得していく考え方をスモールステップの原理と言います[8]。

　運動技能に限らず，基礎的なスキルが積み上げられて，複雑なスキルを構成しているすべての場合に当てはまるとされているこの原理には，次の2つの利点があります。

①段階的に基本的なスキルを積み上げていくため，着実にスキルを身に着けることができる。

②1つのステップが小さく，単純で簡単なため，成功体験をしやすい（挫折しにくい）ことが，やる気の維持につながる。

　看護の事例ではなく日常生活場面を使う，複雑な情報ではなく単純な情報を事例で扱う，事例で扱う情報の数を減らす，作業を細分化して段階的な課題にするなどが，スモールステップの原理を取り入れた看護過程の指導と言えます。

　ゴールを「看護過程を使って看護を実践できる」とした時，ゴールにたどり着くために備えておきたい知識や技術などが複数あります。それらは，5つのすべてのステップに共通するものもあれば，ステップごとに必要なものもあります。

　本項では，スモールステップの原理を取り入れたアセスメントの指導について紹介します。

　アセスメントができるためには，次のような条件が必要になります（**図9**）。

①何についてアセスメントするのかが分かる。
②アセスメントに必要な情報を集めることができる。
③集めた情報を解釈できる。
④集めた情報を分析できる。

◆ **図9 アセスメントができるための条件**

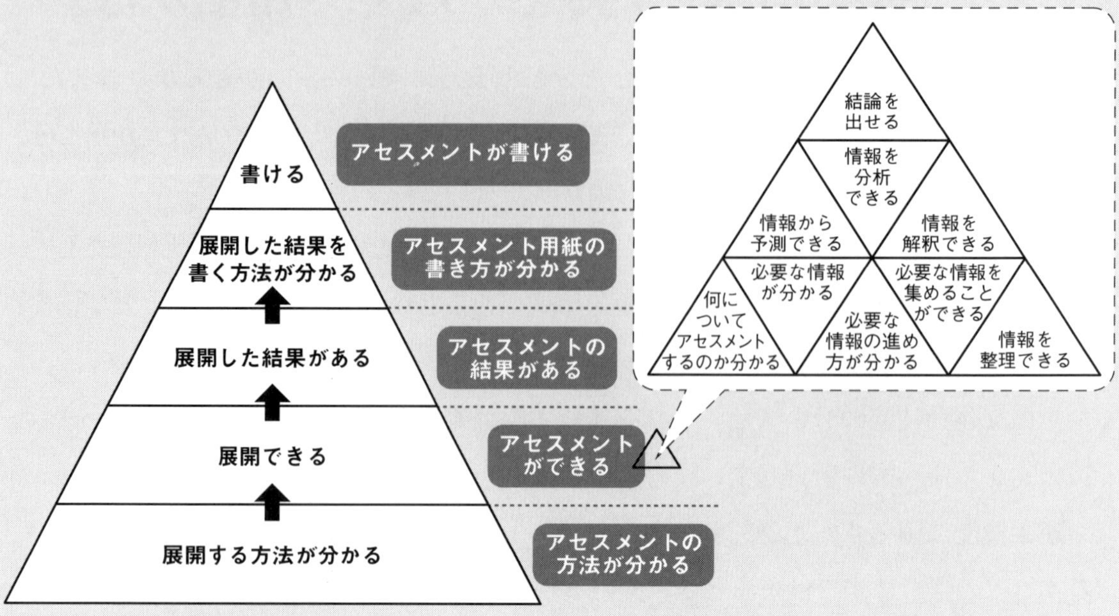

⑤ **集めた情報を基に予測できる。**
⑥ **アセスメントの結論を出せる。**

　これらを一度にすべてできることを目標とした場合，その目標が学生にとって高過ぎると判断したならば，学生が達成し得る目標に調整します。この場合，目標の内容が変わることになりますが，注意したいのは，ただ難度を下げるということではなく，調整した目標を達成した先には，当初設定した目標があるという点です（**図10**）。

　今回，アセスメントの中でも「解釈」と「分析」に焦点を当てて学生に取り組んでもらいました（**図11**）。主な流れを**表1**に示します。

　アセスメントにおける「解釈」は，「情報の意味を考えること」と説明されることが多いです。症状や検査結果など以外に，対象の発言や行動，態度などについての情報を解釈する際には，その情報が何を意味するのかを考える必要がありますが，ここでは正常・異常という区別ができる情報を扱うことで複雑さのレベルを下げています。

　アセスメントにおける「分析」は「原因を考えること」ですが，学生に「原因を考えてください」と伝えると，「原因は何だろう…？」と悩んだり，「思いつきません」

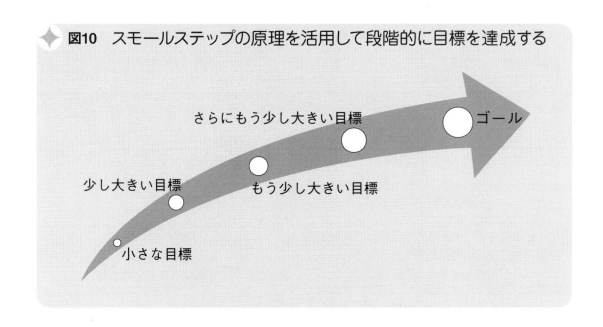

と答えが返ってきたりすることがあります。知識として持っていなければ，いくら考えても答えは出ません。ここに「考える」ということへの誤解がうかがえます。

　学生の理解の範囲外のところに答えがある場合は，「調べる」という作業が必要になります。「分析するということは，原因を考えるということで，それは，原因は何だろうと悩むことではなく，可能性として考えられる原因を調べて確認すること」だということを経験する機会をつくります。分析をする時の手がかりとなるよう，学生には影響している可能性がある事柄として5つの視点（**表2**）を伝えています。

表1　スモールステップの原理を活用して解釈・分析をする

【情報】●便は有形便　●便意あり　●時々便秘になる　●腹部不快感なし
【ワーク】これらの情報を基に，糖尿病と関連付けて分析をする

進め方	学生の取り組み
情報を解釈する方法，情報を分析する方法について説明する	説明を聞く
情報を提示する（上記）	提示された情報を確認する
何についてアセスメントするのかを確認する ※アセスメントの視点を確認する 「今回は，排泄についてアセスメントします。情報を基に排泄器官が正常に機能しているかどうかを判断します」	アセスメントの視点を確認する
気がかりな情報とそうでない情報を分ける ※正常・異常という視点で分けることを伝え，一緒に確認しながら分類する	確認しながら**一緒に**情報を分類する
気がかりな情報に対して，なぜそのようになっているのか原因を考える ※疾患と排泄との関係を確認して，便秘の原因を考えることを提示 ※調べる時間を確保する	「時々便秘になる」という気がかりな情報に対して，原因を考える →糖尿病の合併症：自律神経障害が排泄に影響することを確認できる
これまでの取り組みの内容に，今後どうなりそうなのか予測した内容を加える	解説を聞く
すべての内容を基に，排泄器官が正常に機能しているかどうかを判断させる ＝排泄のアセスメントの結論を出させる	結論を出す

表2　患者の状態・状況に影響を及ぼす可能性のある事柄について考える時の手がかり

①主疾患による影響	④発達段階の特徴による影響
②主疾患の治療や処置による影響	⑤心理状態による影響
③主疾患以外の疾患による影響	

　課題が難しくなり過ぎないように心がけたのは，アセスメントの中でも取り組む事柄を絞ったことと，アセスメントを書くということと切り離したことです。今回の方法は，約10人の学生に一斉に行った課題を基にしていますが，全員が疾患と関連付けて原因を確認することができました。分析するとは何をどうすることなのか，分析の際に疾患と関連付けるというのは何をどうすることなのかを体験によって理解する

ことを狙いとした指導の一例です。このような小さな目標を達成した後には、情報を増やしたり、複雑な情報にしたり、ほかの作業も組み合わせたりして、目標を少しずつ上げていきます。

今回紹介した解釈・分析の指導には、スモールステップとして、情報の数が少ないこと、情報が単純であること、アセスメントに含まれる作業のうち解釈・分析だけを取り上げたこと、教科書に載っている主要な内容を扱っていること、書くという作業は省略していること以外に、作業手順の明示、作業後のフィードバックという意図的なかかわりを行っています。

1つ目の作業手順の明示に関しては、前項で述べたとおりです。

2つ目のフィードバックについて。

学生からよく聞く看護過程にまつわる悩みの一つに、「これでよいのか分からない。自信がない」というものがあります。学生は、提出したレポートや実習記録の内容に対してどこが良いとも、どこが良くないとも返答をもらえないまま実習を迎えることに不安を抱えていることがあります。

「できる」ことを目指して学生にかかわる時、できるようになるために必要なこととして改善点に注目することがありますが、改善点以外に、できている点をできていると伝えることも重要です。これまでにかかわった学生の中には、「できているなんて言われたことがなくて」と安堵感で涙する人もいました。その後、その学生は、書けない自分、できない自分から解放されることで、自信を取り戻し、意欲的に実習に臨むことができました。自己肯定感がやる気につながることを実感した事例です。

「できている」という評価がないというのは、学生にとって「できていない」と言われているのと同じです。どれだけ一生懸命取り組んでも何も評価を得られない時、学生は自分の課題を見いだせずにいます。必要な課題に取り組むことができなければ、状況は改善しません。いつまでもできるようにならない状況が続くことは、学生のやる気を奪います。

また、一方通行のレポートや実習記録の提出は、自分の取り組みに関心を寄せてもらえていないと感じやすく、やる気を失うことに加えて、指導者との信頼関係を壊すことにもなりかねません。

行動分析学において、行動によってもたらされる状況の変化によって、行動が強

まったり（回数が増える），弱まったり（回数が減る）すると言われています[9]。学生が何かに取り組んだ後，学生にとって肯定的な状況の変化を得ることができれば，それは学生のやる気につながり，肯定的な状況の変化だと感じられなければ，その行動は弱まっていくと考えられます。

　自信のない学生にとって，自分の手応えだけで「できた」と思えることは少ないのです。達成し得る目標を設定して，その目標を達成できた時には，「達成している」旨が学生に伝わるようにかかわります。指導者による「できていること」へのフィードバックによって，初めて目標に近づいていること，目標を達成したことなどを実感できることは多いと思います。これが学生にとっての成功体験となり，やる気・行動の維持につながると考えます。

　ただ，注意しなければならないのは，学生個々によって設定する目標が異なるという点です。また，実際のかかわりにおいても，何がやる気につながり，何がやる気を失うことにつながるのかは，一律ではありません。その学生にとって，どのような学び方が効果的なのか，学生の学習状況を把握しながら検討していく必要があります。

⑤病態理解を看護過程に活用できない

　学生が看護過程を難しく感じる理由の一つとして，病態理解を必要とすることが挙げられます。看護過程という思考を使うことができない時，問題解決過程を使うことができていないのではなく，問題解決過程において病態に関する知識を活用できないことが影響していることも感じます。

　特に，観察によって確認できない，身体の中で起こっていることに関しては，学生のこれまでの経験や習慣を基にした想像では対応できないことがあります。解剖生理や病態生理などに苦手意識のある学生は少なくありません。

　看護過程の展開を事例ごとに解説した参考書には，事例の最初に関連する病態の解説を載せてあることがあります。また，看護過程を展開する課題において，最初に病態について学習することを提示していることもあります。どちらも，看護過程を展開する上で病態理解が重要であることを意味しているわけですが，病態理解を飛ばして次に進んでいく学生は思いのほか多いように感じます。「疾患について勉強しないと

いけないことは分かっているんですけど，時間がないのでアセスメントを先にやらないと」と焦っている学生の話を聞くと，「アセスメントをするためには病態理解が必要なんだけれど…」と思わずにはいられません。

　この学生の言葉から分かるように，解剖生理や病態生理についての学習ができない理由の一つに，それらが看護過程を展開するのに必要だという認識がないことが挙げられます。解剖生理や病態生理について学習するということを「解剖生理や病態生理に詳しくなる＝覚える」ことなどととらえ，看護の実践との関係を認識できない場合，これらの学習が後回しになるのは自然です。

　そのような場合，筆者は，解剖生理や病態生理の学習なしに看護過程の課題に取り組ませることもあります。看護過程の展開前に学習するか，展開中に学習するかの違いだけで，いずれにしてもどこかしらの段階で，対象に必要な看護を実践するために関連する病態理解が必要になるからです。看護過程を展開する中で学習の必要性に気づいた時に，「これが看護過程の展開のために病態理解が必要な理由なんだ」ということが分かるよう，学習内容と学習内容の活用方法を学生と一緒に確認するようにしています。学習した内容を看護過程の展開でどのように使うことになるのか，また使うことでどのような利点があるのかを体験できると，それを取り入れない理由はなくなります。

　「失敗は成功のもと」とはよく言ったもので，失敗から学ぶことは多いです。病態理解をしないまま，看護過程の展開を始めた場合，アセスメントの段階で必ず何かしらの形で病態理解の必要性に気づきます。特に，アセスメントをしながらの解剖生理や病態生理の学習は，時間的にも精神的にも余裕がありません。病態理解ができていないためにアセスメントが進まないとなると，作業は停滞しやすいです。また，病態理解のためのレポートは作ったものの，教科書を写しただけというような場合は，レポートに書いたことを忘れて，再び同じ内容を調べるという事態になり得，このような二度手間も痛手になります。学生によっては，このような経験を経て，看護過程の展開に使える病態理解ということに興味を持ち始めた時が，解剖生理や病態生理について学習することの必要性を改めて伝える時期として適しているかもしれません。

　筆者は，学生が解剖生理や病態生理について学習する際に，「〇〇（疾患）の患者

図12 心不全の関連図

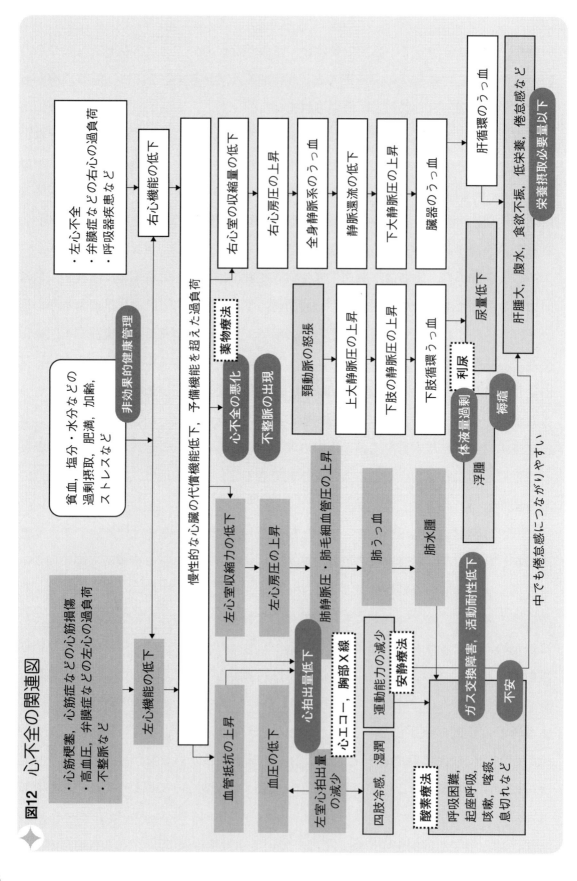

の看護」について説明されている内容を必ず確認することと，**それらの看護について，なぜその疾患の場合にはその看護が必要なのかを確認すること**を課題にしています。看護の必要性を理解するには，病態理解が漏れなく必要になるためです。解剖生理や病態生理について単体で学習させるよりも，看護と関連付けて学習させることで，看護を実践する上で病態理解が必要である理由について納得しやすくなります。

　また，看護の必要性から病態生理の学習をさせる時，関連図を使うことを勧めています。視覚で病態生理と看護の関係を確認することで，○○（疾患）の患者の看護を「覚える」のではなく，該当する看護の「必要性を理解」しやすくなると考えるためです。

　例えば，心不全の患者の看護について学習する時，全体像を確認できる関連図を使うと，心機能が低下することによって何が起きて（病態），それによって生活にどのような影響があるのか（＝看護問題）を確認できます（**図12**）。

　「心不全では栄養状態が悪くなる可能性があることから，必要な栄養を摂取できるための看護が必要である」ということを「覚えた」だけだと，学生は受け持ち患者が心不全の場合，栄養に関する看護が受け持ち患者に当てはまるかどうかを判断できません。「右心不全によって，右心機能が低下し，これによって右心房圧が高まり，全身の静脈系がうっ血することで消化器官が正常に機能しなくなるため，食欲不振が起こる。これに関連して，必要な栄養を摂取できなくなる可能性があるため，栄養に関する看護が必要になる」という看護の必要性を理解できていると，教科書に載っている看護が受け持ち患者に当てはまるかどうかを病態と照らし合わせて判断できます。これに加えて，心不全の患者の場合，栄養状態についてアセスメントする時に必要な情報として，食欲や食事摂取量，体重・身長・BMIなどのほかに，心機能の程度を把握するための情報が必要であることに気づきやすくなります。教科書に載っている看護を「覚えた」場合，この判断はできません。病態と看護との関係を把握できていないためです。

　現在は，一から全部作らなくとも，病態関連図に加えて，一般的に必要だとされる看護までを含んだ既成の関連図が手に入ります。これらを利用して，書く，写すということにかける時間を，考える，理解するということに費やすことで，看護の実践に活用できる病態理解ができるよう心がけています。

◆ローザン由香里の**チェックポイント！**

1. 「看護過程という思考を道具として使う」という考え方を再確認できる機会を持つ！

2. なぜその方法なのか，何のためにそのステップを行うのか，理由や目的を伝える！

3. 答えを与えるのではなく，問題の解き方を指導する！

4. スモールステップで成功体験を重ね，フィードバックでやる気・行動の維持につなげる！

5. 看護と関連付けて学習させることで，病態理解の必要性に気づかせる！

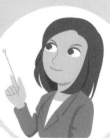

第 3 章

実習で看護過程の展開を指導する

　限られた時間の中で,「看護過程を使って看護を実践できる」という実習目標を達成するためには,学習内容を精選し,計画的かつ意図的に学生にかかわる必要があります。
　本章では,「看護過程を使って看護を実践できる」ことを目指して指導する時,何を優先し,どこに時間をかけることが最も効果的なのかを検討する中で,学生と共に編み出した指導の工夫について紹介します。

実習開始前

学生が安心して実習に臨むことができる関係をつくる

　少なくとも，教員自身が学生にとって過剰な緊張や不安を与える存在にならないように心がけています。学生が安心して実習に臨むことができる関係というのは，教員側からの働きかけだけで出来上がるものではありませんが，そのような意識でいることが学生に伝わることは大きな安心材料になると考えます。

　非日常的な環境，新しい人間関係，実習記録に受け持ち患者への援助，実習にまつわる学生の不安材料は数え切れません。過度な緊張や不安により萎縮し，本来の力が発揮できないことは，受け持ち患者との関係にも影響します。

　逆に，成功体験によってやる気が高まり，自信を得ることは，受け持ち患者への関心が増したり，援助の際のゆとりを生んだりするなど，看護活動の成果にも影響すると言えます。

　どのようなことに学生が安心感を覚えるのかというのは，学生個々によってさまざまですが，筆者が心がけていたのは，学生に関心を寄せること，それを行動で示すことです。看護教員時代は，実習前の技術練習や事前学習の場をできるだけのぞくようにしていました。学生が習得している技術や学習内容を把握できるということもありますが，一番の狙いは，学生の緊張が解かれやすい場面でやり取りすることによって，「いつもの学生」の様子を把握できることです。また，授業や実習以外の場面は，筆者自身も精神的にゆとりがあることが多く，考え過ぎず，学生と自然にかかわることができるという利点もありました。学生もその空気を感じるのだと思います。質問や相談に始まり，家庭の話や友人関係の話など，少しずつ自分を開示してくれるようになります。このような関係の中での助言や提案は，自然と受け入れやすくなるものです。

　このようにまとまった時間を確保できない時も，一緒に実習に臨んだり，一緒に実習で学んだりする姿勢を忘れず，それを学生に伝えるようにしていました。学生にとって，実習前から実習を支援してくれる存在がいることは，心強いことではないかと感じています。

看護の実践で使える事前学習を提示する

　実習に備えて学習してほしい事柄は，実習目標・実習内容に精通している指導者が提示をするとよいと思います。学生自身に必要な課題を判断させてもよいと思いますが，これから始まる実習でどのようなことを経験することになるのかを具体的に把握できない学生には，学習内容を選定することは難しいかもしれません。

　何を学習すればよいかを提示することは，何を学習したらよいかを考え判断する機会を奪うという懸念もありましたが，学習内容と併せて，学習内容をどのように実習で活用するとよいかを提案することで，その懸念は解消されました。

　例えば，酸素療法中の患者を受け持つ時，酸素療法中の患者の看護について学習することを課題にしたとします。この場合，「教科書に載っている目的のうち，受け持ち患者に当てはまる目的は何かを確認してみよう」「必要な観察項目については，早速明日から取り入れてみよう」「受け持ち患者の様子から当てはまる看護はどれかを確認してみよう」と投げかけることで，それらを基に，学生は学習内容を受け持ち患者と照らし合わせて，自分の看護活動に必要な知識を選別することを学んでいきました。学習した内容をどのように活用しているのか，学習後の知識の活用状況を確認することは，フィードバックをする機会になると言えます。

　事前に十分な情報がないまま実習初日を迎える場合，「実習初日のうちに，翌日以降の看護の実践に備えて学習する事柄について相談しよう」と事前に伝えるようにしていました。受け持ち患者やカルテから情報を得た後，何について学習するとよいかを学生に確認すると，主要な学習項目は学生自身で把握できていることも多いです。大事なことは，学習した内容を看護の実践において活用できることです。学習した内容がそのまま放置されることのないよう，学習内容を使って観察項目を確認させたり，看護を考える時に参考にさせたりするなどして，看護過程を展開するためにどのような学習が必要で，それらの学習内容はどのように使うのかを実感できる機会をつくるように心がけています。

　問題や課題は与えられるものであり，与えられたら無条件に取り組むべきであるという考え方が学生にすり込まれているのだとしたら，「学び方を学ぶ」ということから指導をする必要があるように思います。書くだけ，写すだけでなく，看護過程の展開に使える学習ができるように，学生に合った課題の提示ができるとよいと思います。

相談の機会を設定させ，実習の進め方を確認する

実習の進め方を確認する狙いは次のとおりです。
①**実習目標を達成すること。**
②**学生が相談をしながら看護を実践する経験をすること。**

そのために，筆者は，発表や提出など区切りとなる行事の前に「相談する」機会を設定するように指導しています。困った時に相談するのではなく，相談する機会を先に設定するということです。

学生から相談を受ける機会があることで，教員は学生の進捗状況を把握できます。ただし，これが第一義的な目的ではありません。最大の狙いは，相談するための準備をさせることにあります。設定した相談の時期までに課題を完成させておく必要はありませんが，ある程度自分なりの考えや結論がないことには相談はできません。このことが分かると，学生は相談の時期に間に合うように課題を進めていきます。これが結果として，看護課程の展開が後追いになることの防止策になります。

在院日数の短縮に伴い，実習期間中に2人以上の患者を受け持つケースが増えた今，学生は短い期間で看護過程を展開することになります。学内で課題に取り組んでいたペースで展開を進めていては，看護計画を実施する前に受け持ち期間が終了するという事態も起こり得ます。限られた期間内であっても，受け持ち患者に必要な看護を実践する。そのための予定を立てることが1つ目の狙いです。

このようにして，当初の期限よりも前に仮の期限を設定すると，実習記録が完成しないまま相談をすることが増えます。これが2つ目の狙いです。相談できずに展開が遅れていく学生は，「正解」にとらわれている傾向があります。正解を提出・発表しなければならないという思い込みを取り払い，助言をもらいながら自分の答えをつくり上げていく，そのために相談を活用してほしいと考えています（**図13**）。

〈臨床指導者〉受け持ちまでの経過を要約し，学生に提供する

限られた実習期間で実習目標を達成するためには，学生が取り組む課題を精選する必要があります。

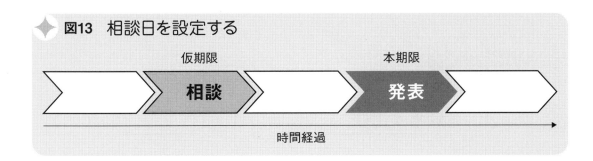

◆ 図13　相談日を設定する

　これまでに筆者は，受け持ちまでの経過について学生自身がカルテから情報収集する実習と，臨床指導者がまとめた受け持ちまでの経過についての要約を学生に渡す実習を経験しました。後者の実習では，学生は受け取った要約によって，過去の情報のうち現在に関係する重要な情報を把握しやすくなり，また現在の情報を集めることに集中でき，結果として受け持ち患者のベッドサイドに行く機会が増えたように思います。

　要約できるということは，全体を把握した上で重要事項の理解ができているということです。カルテの取り扱いにも，重要事項を見極めることにも慣れていない学生にとって，カルテにある膨大な情報を処理することは相当な労力を費やすことになります。持っているのに使うことができていない情報があったり，学生が受け持ち患者のベッドサイドに行く時間よりも，カルテを見る時間が多かったりするのはそのためだと考えます。

　実習目標にもよるかと思いますが，実習目標から見た時，過去の情報をまとめる，カルテからの情報を整理するなどの優先順位が低い場合は，臨床指導者が受け持ちまでの経過を要約したものを学生に提供することが，現在目の前にいる受け持ち患者の看護に集中することにつながると考えます。

◆ ローザン由香里の**チェックポイント！**

1. 学生に安心感を与えるには，学生に感心を寄せ，それを行動で示すこと！
2. 学習内容と併せて，学習内容をどのように実習で活用するとよいかを提案する！
3. 相談する準備をさせることで，看護過程の展開が後追いになることを防止する！
4. 実習目標に合わせて，提供する情報と学生自身によって収集する情報を見極める！

実習開始後

指導の迷いを減らす工夫

◆実習目標を三者が共通理解する

　第1章でも述べたとおり，効果的な指導をするためには，実習目的・実習目標を適切に把握する必要があります。ただし，学生，教員，臨床指導者（以下，三者）間で実習目的・実習目標の解釈が異なり，三者が別々の到達地点に向かって実習が進むとなると，実習目標は達成しにくくなります。

　教員と臨床指導者の間に解釈のずれがある場合，指導の方向性に一貫性を保つことが困難になります。基礎看護学実習と領域別実習では到達目標は異なります。同じ領域別実習であっても，学校が異なれば到達目標は違ってくるはずです。一貫性のない指導は，学生を混乱させるもととなります。

　また，学生と指導者の間に解釈のずれがある場合，学生にとっての目標達成が，指導者にとっての目標達成と異なるために，学生の納得のいかない結果（評価）になるということが起こり得ます。

　実習目的・実習目標は，学内での実習前のオリエンテーションの際に必ず説明されることと思います。ただ，実際の実習場面を想像しにくい実習前のこの時期に，それぞれの実習目標が具体的に何を意味しているのかについて考えることは，学生にとって容易ではありません。実習を開始した後，実習状況と併せて，学生と共に改めて実習目標を確認することで，今何をどのように取り組めばよいのかを把握しやすくなったり，指導の意図を理解しやすくなったりします。

　指導案を基に設定した時期に設定した目標地点に到達できていない時，または到達が難しいと判断する時，教員である筆者から声をかけ，指導者間で目標地点の再確認を行うようにしていました。この学生がこの受け持ち患者の看護においてこのような実践ができるようになるには，いつまでに何ができるとよいのか指導案を立て直し，その学生にも相談します。面談という改まった場面を設定するのではなく，三者の時間を調整し，再確認と共通理解ができる機会を適宜持つようにしました。その都度微調整をすることで，大幅な軌道修正の必要がなくなり，学生にとっても自分が目標に

向かってどのように進んでいるのかを把握する機会になります。

また同様に，このような機会を教員と臨床指導者の間で持つことは，学生個々の到達目標を確認し，指導の方向性をすり合わせるのに役立ちます。実習目的・実習目標を最も適切に把握できているのは教員です。教員と臨床指導者が十分にコミュニケーションを図り，指導の一貫性を保持することは，学生が安心して実習に臨める環境を提供することにもつながります。

◆自分で指標をつくる

各学生が受け持つ患者を対象に看護過程を展開してみます。「看護過程を展開してみる」というのは，各受け持ち患者の看護過程の展開を思い描くということです。学生同様に実習記録を使ってまとめてもよいですし，自分専用のノートに整理してもよいと思います。この狙いは，どのようなアセスメントによって，どのような看護問題が挙がるのかという，看護過程を使って看護を実践する概ねの流れを把握することです。

指導者が展開した内容が「唯一の正解」というわけではありません。ただ，展開案を基準として持っていることは，何をどのように教材とするとよいのかを検討する際の目安になります。

指導者自身による看護過程の展開には，指導者自身の看護観が表れます。看護をする上で何を大事にしているのか，この点こそが学生に学んでほしいことだと言えます。

指導は意図的なかかわりです。今何をどのように指導するとよいのかは，その先どこにたどり着いてほしいのかによって決まります。指導者自身が，看護過程を使って看護を実践する流れを把握することは，どこにたどり着いてほしいのかというゴールを確認することにも役立つと考えます。

◆三者間で十分なコミュニケーションを図る

月並みですが，悩んでいる時は相談しようということです。

問題解決と言うと，必ず思い出すアインシュタインの言葉があります。「我々の直面する重要な問題は，それらの問題を作り出した時と同じ考えのレベルでは解決できない」。

先輩や上司がいとも簡単に指導の悩みを解決するのは，解決できるだけの経験を積んできたからです。経験によって培った「解き方パターン」を持っているからです。

解き方パターンをまだ習得できていないうちは，一人で考え悩み続けたところで，なかなか解決策は見いだせません。これは，学生にとっての看護過程と同じです。「どうしたら学生に効果的な指導ができるんだろう」は，学生の思う「どうしたら先生みたいにアセスメントができるようになるんだろう」と同じです。解き方パターンを獲得して，繰り返し使い続けることで「できる」ようになるのです。

相談する相手と言うと，先輩や上司，教員の場合であれば臨床指導者，またはその逆を思い浮かべるかと思いますが，筆者は学生も相談相手の一人であると考えています。看護計画の看護目標を達成するために，患者の協力を得ることと同じように，実習目標の達成に学生の力を借りることは，指導の手がかりを見つけやすくします。三者が協力して，実習目標の達成を目指すことで，実習目標を達成しやすくなると考えます。

◆ローザン由香里の**チェックポイント！**

5 学生，教員，実習指導者（三者）で実習目的・実習目標の再確認と共通理解および微調整をする機会を適宜持つ！

6 看護過程の展開案を基準として持っていると，何をどのように教材とするかを検討しやすくなる！

7 三者が協力することで，実習目標を達成しやすくなる！

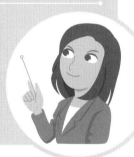

記録指導の負担を減らす工夫

◆指導内容を資料にする

　資料と言うと大げさに聞こえるかもしれませんが，視覚で確認できるものを持っておくということです。

　資料という形にして指導をすることの利点には，次のようなものがあると考えています。

①学生自身で指導内容を繰り返し確認できる。
②指導を受けることに集中できる（すべての指導内容についてメモを取る必要がない）。
③適宜資料を改善することで指導の質の向上につながる。

　指導内容と一口に言ってもさまざまですが，筆者の場合は，実習指導をしている中で，特に「繰り返して指導している」と感じたもので，かつ口頭だけの説明より「体系的にまとめた資料があると学生が理解しやすい」と判断したものを取り上げて資料にするようにしていました。実際に取り上げたものには，アセスメントの考え方・書き方の見本，SOAPの考え方・書き方の見本など，第2章で解説した「解き方パターン」(P.26) に当たるものが多いです（**図14**）。

　資料に関しては，必ずしも新しく作る必要はなく，教科書の該当ページを提示したり，授業で既に使用している資料などを実習に携帯させたりしてもよいでしょう。

　資料を作成する場合，作成に時間がかかることが懸念されるかもしれませんが，一度作成してしまえば，その後活用した結果を基に適宜改善することで，指導の質を効率的に上げていくことができます。

　資料を使った指導において注意したいのは，口頭で指導する時間を省略するために，代わりに資料を渡すということではないという点です。資料を活用する場合も，その資料を使ってどのように指導するかは，指導内容や学生の実習状況によって異なります。

◆共通する指導内容はカンファレンスを活用する

　複数の学生に共通する指導内容は，カンファレンスの機会に改めて実習グループメンバー全員に伝えるようにしていました。カンファレンスの機会を活用することで，

図14 SOAPの準備

看護目標達成のための実施を意図的に行うための準備として，必要な観察項目を確認するために使用する資料の一例

看護問題：			
看護目標：			
目標が達成したかどうかを何で判断する？（S情報, O情報）			
S情報		O情報	
準備	結果	準備	結果
患者さんのどんな発言に注目する？		観察項目	
A		P	
実施に関して気づいたこと，感じたことなど	実施に関して指導者からアドバイスをもらったこと（「こうするといいよ」の理由）	実施に関して気づいたこと，感じたことを基に考えた次回の予定	実施に関して指導者からアドバイスをもらったこと（「こうするといいよ」の内容）

☐事前準備　☐結果

メンバー全員に指導内容が伝わるだけでなく，教員と臨床指導者との間でも共有ができます。また，あらかじめ確保された時間は，他の実習時間に比べて落ち着いてやり取りすることができます。看護過程にまつわる指導に始まり，報告の仕方，カルテの見方，病棟での物品の取り扱いに至るまで，学生全員に共通して必要な指導に関しては，全員が集まる時間を有効に使うことで指導時間の短縮にもつながります。

　実習におけるカンファレンスの位置付けにもよるかと思いますが，対象の問題解決のためのケアについて討議すること以外に，対象に必要なケアを行うために必要な知識や技術にまつわる勉強会を取り入れることもありました。実習中，学生は自己学習をすることが多くなりますが，自分以外の考えに触れることは視野を広げる機会になります。また，対象に必要なケアと言うと，技術面での討議になりやすいですが，新たな知識が増えることによって可能なケアが増えることもあります。

討議の内容は，丸ごとアセスメントになります。必要なケアは，降ってわいたアイデアによるものではなく，対象の状態・状況を踏まえて導き出されたものになっているはずです。カンファレンスで討議した内容は，結論だけを持ち帰らせるのではなく，結論に至るまでのプロセスについても，看護の実践につながる思考だと伝えるようにしています。

◆カルテからの情報収集を学生と一緒に行う

　「実習開始前」の指導の項で少し触れましたが，カルテの扱いに慣れていない学生にとって，情報収集はかなりの時間を要します。カルテからの情報収集が実習目標になっていない場合は，学生が自分で取り組む課題としての優先順位を下げ，必要時には学生と一緒に情報収集をする，情報収集の仕方を見せるという指導の方法もあると考えています。

　指導者もカルテからの情報収集を行う必要があります。学生と一緒に情報収集をすることを取り入れた場合，そのためだけに特別な時間をつくる必要はありません。また，一緒にカルテを閲覧することは，学生の情報収集の状況を確認する機会にもなります。確実に確保された時間の中で支援を受けながら情報収集することは，学生にとって情報収集という技術を学ぶ機会になると言えます。

　変動することのない過去の情報（入院前の生活習慣や入院時の様子など）は，時間を確保することができれば，学生自身で確認することができます。筆者が学生と共にカルテを使って情報収集をしていたのは，長い経過を把握する必要がある時，また状態・状況に変化があり，かつすぐにその変化を把握する必要がある時などです。

　重要な情報に気づくことができるということは，全体を把握できているということです。何が重要で，何が重要でないのかを判断することが難しい学生は，とにかくすべての情報を控えようとします。大事な情報を見落としてはいけないという思いの裏返しだと思うのですが，それでは時間がどれだけあっても足りません。そのため，限られた時間で必要な情報を集める方法＝解き方パターンを指導するようにしていました。

　例えば，入院から受け持ちまでの経過。学生は，入院時，受け持ち時など，ある時点についての情報を集めることは比較的スムーズにできます。ただ，点の集まりをまとめるのは苦手なことが多いように感じます。入院から受け持ちまでの経過について

は，毎日の状態・状況をすべて並べるのではなく，入院時の状態・状況を軸にし，それらの状態・状況がどのような治療によって，どのように変わったのかを確認することをポイントとして説明します。必ず添えていたのは，何のためにその情報が必要なのかという情報収集の目的です。入院から受け持ちまでの経過をまとめることで，何を知りたいのか。その答えが，どのような情報を集めるとよいのかにつながると考えるためです。

また，対象の状態・状況が変わった時というのは，後で時間のできた時に情報を確認すればよいというわけにいきません。素早く経緯を確認する必要がある時には，いつ何が起きて，どのような対処がされ，その結果どうなったのかという経過を一緒に確認するようにしていました。何を把握するために，どこからどのような情報を確認する必要があるのかを見せながら説明するという方法を取り入れました。

必要な時に必要な情報を集めるという情報収集における解き方パターンを指導した一例です。

◆意図が伝わる指導方法を検討する

決められた時間の中で複数の学生の実習記録を確認するとなると，1人当たりの記録にかけることのできる時間は非常に限られます。限られた時間の中で必要なことを伝える工夫のつもりで，コメントを単語にしたり，短文にしたりすることがあります。指導内容が学生に伝われば，単語でも短文でも問題ありません。問題なのは，何とか時間をつくって残したコメントが学生に正確に伝わらない場合です。

指導した内容が学生に伝わらないことを指導者はもどかしく感じるでしょうし，指導者のコメントを読み取ることのできない学生も苦労すると思います。

指導内容が学生に確実に伝わるようにするためには，どのようなコメントがよいのか，またはコメント以外の方法がよいのか，方法を検討する必要があります。コメントをした後，期待した反応が見られない場合は，コメントの内容や仕方を見直すサインなのかもしれません。

結論ではなく，結論に至った考え方を確認しようと思うと，実習記録に書かれた内容を把握するだけでは限界があります。考え方を確認したい時，確認したいという印を書いて実習記録に付箋を残すようにしていました。学生には事前に，直接話を聞か

せてほしい時には付箋で印を付けておくことを伝えておきます。すると，時間ができた時に学生から声をかけてくれることもあります。

文字で残すコメントと直接話をすることには，どちらにも利点と欠点があります。どちらがよいということではなく，状況に応じて使い分ける必要があるということです。いずれにしても，伝わらないやり取りは互いにとってストレスになります。また，結果として助言や提案が反映されないことで，看護過程の展開における改善がされない時，看護目標の達成にも影響します。

学生が実習目標を達成することを目指して，伝え方も検討していく必要があると痛感しています。

◆実習記録をコミュニケーションの道具にする

実習記録に表現されることは，学生の考えや思いの一部であって，すべてではありません。この一部だけを頼りに，指導内容や指導方法を検討するには限界があります。

中西は「実習記録は，指導者がそれを評価しつつ指導をすすめていくとはいうものの，それは評価資料というより，よりいっそう学生と指導者とのコミュニケーションの道具としての性格が強い」[6]と述べています。

実習記録の指導と言うと，記述された内容に対して指導をするという印象がありますが，先に述べたとおり，空白のままになっている記録用紙や，書きかけのまま進まない実習記録，ほかの項目よりも深く分析されているアセスメントなど，実習記録に現れるサインはさまざまです。また，実習記録には表現されていない学生の考えや思いは，学生から引き出すことでしか，指導者は知ることはできません。実習記録を頼りに，指導者自身の五感を使って実践の場を確かめることで，実習記録の背景にある学生の考え方や感じ方を確認できるように思います。

「書く」ということに苦手意識を持っている学生は，自分の考えや思いを持っていても，それを表現できずにいることがあります。空白のまま埋まらない実習記録がある時，学生に声をかけると，受け持ち患者との関係も良く，十分な情報も持っており，自分なりの考えも整理できているということがありました。滑らかな読みやすい文章にこだわらず，今こうして話して確認したことを個条書きで書き出してみるように指導したところ，「これでいいですか？」と不安そうに見せに来ました。必要な内容は

書き出すことができていたため、その旨を伝えました。そして、学生の安心した様子を確認した後、読み手に伝わることを考慮して、接続語の使い方や文章のつなげ方など、学生の書いたものに追加する形で例を伝えました。

学生個々によって、「やりやすい方法」というのがあるかと思います。この学生の場合は、頭の中にあることを個条書きですべて書き出し、それらを固まりに分けることはスムーズにできました。そして、その固まりと固まりの間に接続語や前後をつなげる文章などを追加するという形で、その学生ならではの解き方パターンを見いだすことができました。

「空白＝書けない」としてしまうと、その学生に必要な指導が見つけにくくなります。実習記録からサインを読み取り、サインを手がかりに指導内容や指導方法を検討するようにしています。

実習記録に表現されている「結論」だけでなく、その結論に至った学生の考え方や感じ方を知ることは、学習者理解につながり、結果として効果的な指導を導き出す近道になると考えます。

◆ローザン由香里の**チェックポイント！**

8 指導内容を資料にすることで、学生は指導内容を繰り返し確認できると共に、指導を受けることに集中でき、適宜資料を改善することで指導の質の向上につながる！

9 全員が集まる時間を有効に活用して効率よく指導する！

10 カルテからの情報収集を学生と一緒に行って、情報収集の解き方パターンを指導する！

11 コメントに期待した反応が見られない場合は、その内容や仕方を見直すサインかも！

12 実習記録からサインを読み取り、それを手がかりに指導内容や指導方法を検討する！

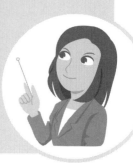

看護過程という思考を使って看護を実践するための指導

　どのステップにおける指導にも共通して確認しておきたい点は，実習記録の指導に終始するのではなく，看護過程という思考を使って看護を実践するための指導であるということです。
　本項では，看護過程の原理原則を押さえることに焦点を当てます。

情報収集

〈ポイント〉
アセスメントに必要な情報を意図的に集める

　アセスメントとは，対象の状態を判断することを言います。対象の状態を判断する目的は，その状態が「看護介入が必要な状態かどうかを見極めるため」です。アセスメントによって対象の状態を判断するためには，アセスメントの材料となる情報が必要です。つまり，アセスメントの最初の一歩は，アセスメントをするために必要な情報を集めるということになります。
　ここで確認しておきたいのは，集める情報はどのような情報でもよいわけではなく，「アセスメントをするために必要な情報を集める」という点です。
　何のために必要なのかよく分からないまま情報を集めた時，情報は持っているのに，アセスメントに活用できないということが起こることがあります。受け持ち患者に必要な看護は何かを見極めることにつながる情報収集にするために，この受け持ち患者の場合，何を知るためにどのような情報が必要かなど，情報収集の準備の仕方から指導することを心がけています。
　紙上患者事例での看護過程の展開では，既に用意されている情報を拾うという形で情報を集めます。集めるべき情報は何で，それをどのようにして集めるのかについて学生自身で考え実行するのは，実習が初めてです。
　情報収集の指導において，特に注意していることは次の3点です。

①現在の生の情報を集めること。
②看護師の行うケアを観ること。
③アセスメントをしながら必要な情報に気づくこと。

◆現在の生の情報を集める

情報を集める目的は，受け持ち患者に必要な看護を見極めるために，現在の状態を把握することです。そのため，過去ではなく，現在にまつわる情報が重要であることを意識付けるようにしています。

情報収集と言うと，カルテから情報を得ることだと思っていることがあります。カルテには，現在までのさまざまな情報が含まれています。記録者によって整理されていることもあり，確認したい情報が何かさえ分かれば，該当ページを見ることでその情報を素早く手に入れることができます。

ただ，カルテで確認できる情報は，どれも過去の情報です。入院時のスクリーニングのために集められる情報は，学生の実習記録用紙の書式とも似ており，集めやすいこともあってか，入院前の情報をそのまま実習記録用紙に写してしまうことがあります。もちろん，現在の状態を知るためには，入院前の生活習慣などを把握する必要があります。しかし，記録用紙を埋めるための情報収集になっている時，例えば「排泄」についての情報を整理する欄には，排泄に関する情報さえ書かれていればよく，その情報は過去のものでも現在のものでもあまり気にしないということが見受けられます。なぜなら，「排泄」の欄は「埋まった」からです。情報を集めることと，現在の受け持ち患者の状態・状況を判断することが，無関係の2つの課題になってしまっています。**情報収集の目的は，集めた情報から受け持ち患者の状態・状況を判断すること。そして，受け持ち患者の「現在の状態・状況」を把握するためには，現在の状態・状況を「観察する」ことによって確認することが重要であることを伝え，意図的な情報収集ができるための指導**を心がけています。

現在の状態・状況を把握するとは言え，カルテからでしか収集できない情報もあります。学生には，集めたい情報とそれらの情報をどのような方法で集めるのかを確認しておくことを勧めています。どのような情報を集めたいかだけでなく，いつどのような場面でどのようにして情報収集をするのかということまでイメージできると，情

報収集についてより具体的な予定を立てやすくなります。また，方法を確認させると分かるかと思いますが，カルテからでないと収集できない情報というのはそれほど多くないものです。意図的かつ計画的に情報を集めるために，集め方まで併せて確認しておくことの利点を伝えるようにしています。

「集めた情報を書く用紙」が存在すると，つい空欄を埋めたくなり，残っている空欄は気になるものです。ただ，集めることができなくて困っている事柄というのは，学生にとって受け持ち患者に聞きにくいことだということもあります。受け持ち患者に聞きにくい場合，言い換えると，十分に良好な関係を築いた上で聞いた方がよいことだと学生が認識している場合，この学生の判断を大切にしたいと思います。そこには，既に学生の判断した内容＝アセスメントがあるためです。「十分な関係ができていないまま，この事柄について聞くのは，受け持ち患者を不快にするかもしれない」「十分な関係がある中で聞くことで，より正確な情報を得られるかもしれない」などと考えているとしたら，これらは学生によるアセスメントです。

現状を把握する上で必要な情報の場合，それに気づく働きかけが必要になりますが，学生の判断が妥当だと言える場合，その時点での判断を残し，受け持ち患者との関係を築きながら情報を集めていくことを支援します。記録用紙を埋めるための情報収集ではなく，受け持ち患者を把握するための情報収集であることを学生に意識付けるためには，何より指導者自身がそのように取り組んでいるところを見せる必要があります。

生の情報を集めようと思うと，必ず受け持ち患者と直接接することになります。コミュニケーションに自信がない学生にとって，面識のない人とのやり取りは緊張しやすいものです。ぎこちない会話，続かないやり取りについて学生から相談を受けることも多いです。ある学生からは「看護師さんみたいに，自然にいろいろな会話ができるようになりたいです」と相談を受けました。受け持ち患者が自分には見せない安心した表情で看護師と話している様子を見ると，学生はその関係をうらやましく思います。「何で看護師さんにはあんなふうに安心した表情を見せてくれるんだろうね。何が違うんだろう？」と投げかけると，しばらく考えた後，その学生は「信頼関係があるからだと思います」と答えました。「信頼関係って，どうするとできるんだろう？」と会話を進めると，直接かかわる機会を避けられないことに気づきました。

指導者である我々も，学生が今いるその道を歩いてきました。どのようにして今の

ような自然なやり取りができるようになったのか，受け持ち患者に安心してもらうには何が必要なのか。情報収集が進まない時こそ，実際に情報収集することとは別に，情報収集に必要な姿勢や考え方について話し合うことは，学生に受け持ち患者に一歩近づく勇気を与える機会になると感じています。

◆看護師の行うケアを観る

　観察による情報収集と言うと，観察の対象には受け持ち患者が浮かびます。筆者は，受け持ち患者の状態を知るために，看護師が行うケアも併せて観察するよう学生に伝えています。その理由は，看護が行われているところには看護問題が潜んでいるからです。

　看護問題とは，看護介入が必要な事柄ということです。どのような場面でどのような看護が行われているのかを知ることは，受け持ち患者の状態を知る手がかりになります。

　術後2日目の患者を受け持った学生が，どのような看護が必要なのか分からないと悩んでいたことがありました。「どんな看護が必要なんだろう？」と自分の頭の中だけで考えているうちは，答えは出ないものです。そこで学生に，受け持ち患者に対して看護師が何をしているのか，何を聞いているのか，どのようなやり取りをしているのかなど，「看護師が受け持ち患者に対して行っていること」を観察するよう提案しました。すると，受け持ち患者と看護師の会話の中に，痰が出ていないか，痛みはないかなどの話題がよく出ることに気づきました。看護師はなぜその話題を多くするのか，「痰」「痛み」というキーワードで術後の看護を調べることになり，合併症予防の看護にたどり着きました。

　学生は，麻痺があるからスムーズにできない動きを支援する，自力で動くことができないから姿勢を整える援助をする，必要な食事管理ができていないから指導をするなど，目に見える事象に対して行われる看護には気づきやすいです。その一方で，観察によって確認できない，例えば，これから起こり得ること，合併症や副作用などの予防や早期発見のためのケアについては，自力でたどり着きにくいことがあります。このような場合，看護師の行うケアの目的を手がかりに受け持ち患者の状態を知るという工夫をしています。

　また，看護師のケアを観察することにおいて，翌日以降学生自身も実施することになるであろうケアの方法を実際に見て確認できることは，ケアの計画を立てる上でも

助けになると考えます。学生がケアを見学する時に筆者が注意しているのは、「何を知りたいのか」を明確にして、それを知るために意図的に観察することです。見学と言うと、「その場にいること」とイメージされることがあります。行われているケアを目的なくぼんやりと見ている時、残っている記憶もぼんやりしています。見学の後、何を確認できたかを聞くと、「看護師さんがすごかったです」という感想になってしまうことも少なくありません。明日の自分のケアの予定を立てる時に、どのような情報があると役に立つのか。麻痺側をどのように扱っているのか、痛みに対してどう対処しているのか、息苦しくなったらどう対応するのかなど、**知りたいことをあらかじめ確認させた上でケアを観察するように指導**しています。

観ようと思って意識をして観ることと、自然と視界に入ってくることとでは、得られる情報は異なります。行われているケアを見学するのは、対象の状態を判断する手がかりにするためなのだとしたら、何を知るために何を観るのかを確認することを意識付ける必要があります。

カルテからの情報に時間をかけてしまいがちな実習初日は特に、カルテからの情報収集によってケアが行われる場面を見逃すことのないよう、受け持ち患者の日課を確認することを指導しています。

◆アセスメントをしながら必要な情報に気づく

情報がないことにはアセスメントはできませんが、アセスメントをすることで、さらに必要になる情報に気づくことがあります。

例えば、学生が心不全の患者を受け持っている場合、栄養状態を判断するための情報を集めて、栄養状態を判断したところ、栄養が足りていないことを確認できたとします。その次に、なぜ栄養が足りていない状態になっているのか、その原因を探ります。原因を探っていると、心不全という病態が栄養状態に関係することに気づきます。そこで、受け持ち患者の栄養についてアセスメントするために、心機能についての情報が必要になるということにたどり着きます。

ほかにも、入院前には睡眠時間が5時間であった受け持ち患者が、入院後は8時間確保できるようになったという場合、数字だけを見ると睡眠時間が増えていることが分かります。これを「良い変化である」と判断してしまいがちです。ただ、時間が増

えていることと，良質な睡眠が取れていることとは別です。睡眠時間が増えたという事実は確認できますが，それだけではその変化が受け持ち患者にとって良い変化だと判断することは難しいです。では，受け持ち患者が良質な睡眠を取れているかどうかは，ほかにどのような情報で確認することができるのでしょうか。ここで，追加する情報を探る必要があることを指導します。

　この場合，最初のアセスメントがだめなわけではありません。最初のアセスメントがあったからこそ，適切な判断をするために必要な情報に気づくことができるというのは，本来のアセスメントの進め方です。アセスメントをしながら情報を増やし，さまざまな角度から受け持ち患者を偏りなくとらえることで，現状を適切に判断できることを伝えるようにしています。

　情報は多ければ多いほど良いというものではありません。アセスメントをしながら，受け持ち患者を把握するために必要な情報に気づき，必要な情報を加えたアセスメントによってさらに適切な判断ができる。そのための情報をそろえることが重要です。

　実習が進むごとに，把握できる情報は増えていきます。日々情報を得ることで情報の数が増えるのはもちろんですが，学生と受け持ち患者の関係が築かれることで，得られる情報の質も変わっていきます。必要な情報がそろわないとアセスメントができないというのは一理ありますが，アセスメントをしないことには必要な情報に気づけないというのも事実です。また，情報が増えたり，情報の質が変わったりすれば，アセスメントの内容も変わります。だとすると，どこかの時点でアセスメントをしなければ，延々と情報収集を続けることになります。

　指導者である我々が思う「十分な情報」も，判断をするのに十分な情報ということであって，対象にまつわるすべての情報ということではありません。黒田は情報収集について，「ここで忘れてはいけないことは，あなたが集めた受け持ち患者さんの情報はけっして完璧には集まっていないという点です。集めた量は常に限定されているはずです。だって，人間ひとりをすべて把握するっていうことは，一生かかってもできそうもないことです。（中略）これが，受け持ち患者さんのすべてだ…などと収集した情報を見つめて勘違いしないでくださいね。限られた量の情報をじっとにらんで，どこまで深く読み込んでいくのか，これが勝負なのです」[10]と述べています。指導者である我々は，この事実を正しく受け止めなければならないと感じています。

◆ローザン由香里の**チェックポイント！**

13 過去ではなく，現在にまつわる情報を観察によって確認することが重要であることを意識付ける！

14 患者の状態を知るために，患者だけでなく，看護師の行うケアも観察させる！

15 アセスメントをしながら必要な情報を増やしていくことで，現状を適切に判断できることを伝える！

アセスメント

〈ポイント〉
- ●集めた情報を使ってアセスメントをする
- ●看護診断につながるアセスメントをする

◆アセスメントの解き方パターンを示す

　アセスメントを指導する時に心がけているのは，アセスメントを「する」ことと，アセスメントを「書く」ことを混同しないことです。まずは，書くこととは切り離して，解き方パターン（考える手順）に沿って，一つずつ「考える」作業を確認するようにしています（**図15**）。

　図15に示したアセスメントを考える手順は，筆者がアセスメントをする場合の考える作業を細分化したものです。主に，ゴードンの枠組みでアセスメントをする場合に活用しています。栄養のアセスメントをする場合を例に挙げて，アセスメントの進め方を**表3**に示します。

　解き方パターンを習得するためには，同じパターンを繰り返し使うことが必要です。同じパターンを繰り返し使う中で，自分なりのコツを見つけることになり，それから自分にとってやりやすい方法へと調整していくことになります。

　パターンを使わず，自由に考えさせることの利点もあるかと思います。筆者もこれまでに，アセスメントを自由に書かせたこともあります。ただ，その場合，指導する内容に共通点があることに気づきました。この部分がよく抜ける，この部分がよくず

> **図15 アセスメントを考える手順の一例**
>
> 1. 何についてアセスメントするのかを確認する
> 2. 情報を整理する（気がかりな情報とそうでない情報を分ける）
> 3. それぞれの情報に対して，情報の意味を考える
> 4. 気がかりな情報の中で，因果関係を確認する
> 5. 気がかりな情報に対して，なぜそのような事象になっているのかを考える
> 6. 3～5を基に今後を予測する
> 7. 「何についてアセスメントするのか」を基に結論を出す

れるなど，学生のアセスメントの傾向を知ることができ，それらの課題をクリアする形で考え方のパターンをつくることにつながりました。

スモールステップのところ（P.29）でも解説しましたが，最初に扱うアセスメントのための情報は，単純なものにし，数を少なくするようにします。かつ，書くこととは切り離し，考えることに焦点を当てます。そして，一つずつ作業した内容を書き出します。この場合，書き出したもの同士の関係は気にせず，個条書きでよいので，とにかく言語化することに注目します。多少おかしな表現でも，専門用語を使うことができなくてもよいこととし，作業した結果を文字に残すことだけに注意します。このようにしてすべての作業の内容が言語化されたら，後はそれらを並べ，整えることで文章は出来上がります。

◆アセスメントの書き方パターンを示す

文章を作る（書く）時，学生に意識付けしていることは，「結論を出してから書く」ということです。アセスメントの場合，結論は対象の状態です。栄養の場合，「対象の栄養はこのような状態である」というのが結論になります。この結論が定まらないままアセスメントを書き出すと，その文章がどこに向かおうとしているのか分からないため，書きながら「何を書いているのか分からなくなる」ということが起こります。

表3 アセスメントを考える手順の一例：栄養

1 活動に必要な栄養を摂取できているかどうかを確認する

2 気がかりな情報とそうでない情報を分ける

毎食3割摂取，S：食欲がない	身長160cm，体重54kg，BMI21.1，総タンパク7.0g/dL，alb4.0g/dL

3 それぞれの情報に対して，情報の意味を考える

毎食3割摂取，S：食欲がない	身長160cm，体重54kg，BMI21.1，総タンパク7.0g/dL，alb4.0g/dL
・毎食3割摂取←少ない ・S：食欲がない←正常とは言えない	・身長160cm，体重54kg，BMI21.1←標準 ・総タンパク7.0g/dL，alb4.0g/dL←基準値内

4 気がかりな情報の中で，因果関係を考える

毎食3割摂取，S：食欲がない	身長160cm，体重54kg，BMI21.1，総タンパク7.0g/dL，alb4.0g/dL
・毎食3割摂取←少ない ・S：食欲がない←正常とは言えない	・身長160cm，体重54kg，BMI21.1←標準 ・総タンパク7.0g/dL，alb4.0g/dL←基準値内
食欲がないため，摂取量は3割	

5 気がかりな情報に対して，なぜそのような事象になっているのかを考える
（5つの視点を使う：P.32表2参照）

毎食3割摂取，S：食欲がない	身長160cm，体重54kg，BMI21.1，総タンパク7.0g/dL，alb4.0g/dL
・毎食3割摂取←少ない ・S：食欲がない←正常とは言えない	・身長160cm，体重54kg，BMI21.1←標準 ・総タンパク7.0g/dL，alb4.0g/dL←基準値内
食欲がないため，摂取量は3割	
右心不全で，右心機能の低下によって静脈系がうっ滞し，消化器官が正常に機能していないため	

6 3〜5の内容を基に今後を予測する

毎食3割摂取，S：食欲がない	身長160cm，体重54kg，BMI21.1，総タンパク7.0g/dL，alb4.0g/dL
・毎食3割摂取←少ない ・S：食欲がない←正常とは言えない	・身長160cm，体重54kg，BMI21.1←標準 ・総タンパク7.0g/dL，alb4.0g/dL←基準値内
食欲がないため，摂取量は3割	
右心不全で，右心機能の低下によって静脈系がうっ滞し，消化器官が正常に機能していないため	
検査結果から心機能の改善が見られるため，食欲不振は改善するかも	

7 「活動に必要な栄養を摂取できているか」結論を出す

毎食3割摂取，S：食欲がない	身長160cm，体重54kg，BMI21.1，総タンパク7.0g/dL，alb4.0g/dL
・毎食3割摂取←少ない ・S：食欲がない←正常とは言えない	・身長160cm，体重54kg，BMI21.1←標準 ・総タンパク7.0g/dL，alb4.0g/dL←基準値内
食欲がないため，摂取量は3割	
右心不全で，右心機能の低下によって静脈系がうっ滞し，消化器官が正常に機能していないため	
検査結果から心機能の改善が見られるため，食欲不振は改善するかも	

⬇

「活動に必要な栄養を摂取できているか」
食欲がなく，毎食3割摂取と摂取量が少ないが，現在のところ，血液検査の結果は基準値内である。現在の状態が続くと栄養状態が悪化することが予測される。ただし，食欲不振の原因である心機能の低下は改善しつつあるため，食欲不振は今後改善する可能性がある。

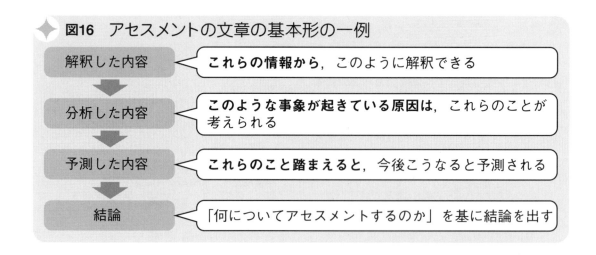

文章を書く時に意識させたいのは、何について書くのか、その結論は何かを確認してから書き出すという点です。そのためには、アセスメントをする、そしてアセスメントを書くという順序が重要になります。

その確認ができたら、後はアセスメントの結果を読み手に伝わりやすいような形に並べ替えます（図16）。最初のうちは、読みやすさは気にせず、アセスメントをした結果が含まれていることを確認します。教科書や参考書に載っているアセスメントを複数並べた時、全く同じパターンで書かれているものは少ないです。情報によっても、アセスメントの結果によっても、文章の構成は異なります。ただ、書くことに慣れていない学生にとって、毎回自分で文章を構成することは一苦労です。そのため、基本形を示して、どのような場合も、まずは落ちがなくアセスメントした結果を言語化できるように指導しています。

読み手に意図が伝わる表現や文章が書けるようになるには、書く練習が必要です。アセスメントができるということと分けて、練習する機会を持つ必要があると考えています。そのため、アセスメントができることに注目する時、筆者はできるだけ、文章を書く能力に頼らず文章が出来上がるよう、アセスメントの文章を作る時の基本形の一例などを示し、当てはめることで文章が出来上がるような方法を取り入れています。

◆看護診断につながるアセスメントにするために解き方パターンを使う

アセスメントの解き方、アセスメントの書き方と、「方法」を指導することについて解説してきました。続いては、なぜその方法なのか、その方法だと何がよいのか、

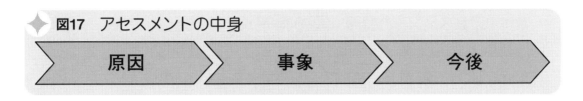

◆ 図17　アセスメントの中身

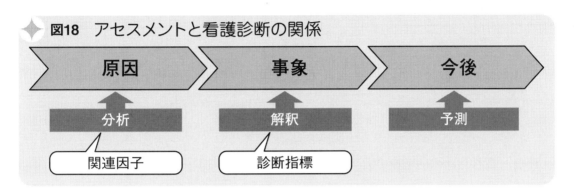

◆ 図18　アセスメントと看護診断の関係

　その方法で行う利点を添えることで，その方法が学生にとって役に立つものであることを体験してもらう機会をつくるということについて紹介します。

　アセスメントの解き方パターン＝考える手順を使ってアセスメントを行うと，結果として看護診断につながる要素が含まれるようになっています。看護診断をするためには，診断指標，関連因子，危険因子を確認するための情報が必要になります。例えば，「栄養摂取消費バランス異常：必要量以下」が対象に当てはまるかどうかを判断するためには，診断指標に挙がっている徴候が対象にも認められるかどうか，関連因子に挙がっている因子が対象の栄養状態に影響している因子として認められるかどうかを確認する必要があります。

　アセスメントの解き方パターンを使って作業した場合，アセスメントの中身は**図17**のようになっています。この場合，分析した内容には関連因子と照らし合わせるための事柄が含まれており，解釈した内容には診断指標と照らし合わせるための事柄が含まれています（**図18**）。つまり，解釈がない，分析がない，またはそれらの内容が不十分である時，看護診断ができないということが起こります。

　「このようなことが原因で，このような事象が起きている。そのことを踏まえると，今後このようなことが起こり得る」というアセスメントの基本形は，これだけの内容を持って対象の状態を判断することで，対象に合った看護問題を見いだせるということです。

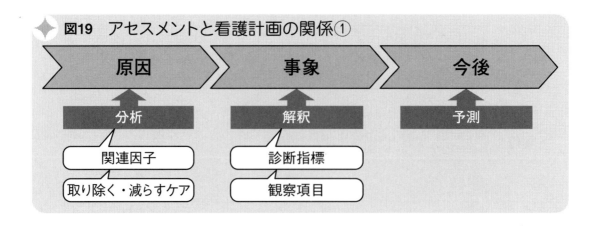

　また，これだけの内容を含んだアセスメントになっている時，個別性のある看護計画にもつながります。事象（情報）から「栄養が足りていない」と解釈した場合，栄養が足りていない現状を改善するには，この現状を引き起こしている原因を取り除いたり，減らしたりする必要があります。つまり，分析によって導き出された原因は，それらを取り除く，あるいは減らすとして看護計画に反映させます。さらに，原因を取り除く，あるいは減らすことによって，現状がどう変わったのか，あるいは変わらなかったのかは観察項目になるはずです（**図19**）。

　対象をどのようにとらえたかによって，対象の看護問題は何かという結論は変わってきます。偏りなく，適切に受け持ち患者の状態を判断するには，そのために必要な情報をそろえ，そのために必要な方法でアセスメントをしなければなりません。その一つが，アセスメントの解き方パターン（手順）なのです。

　しかし，必要性が分かった，どれほど役に立つのかも分かったと言って，「できる」ようになるかと言うと，そうはいかないものです。

◆答え合わせと課題の明確化を繰り返してアセスメントを作り上げていく

　これまでに紹介した学生に習得してほしい考え方というのは，基礎知識として学生に持っておいてほしいものですが，それがすぐに実践に活用できることは少ないです。いざ実習本番になると，練習のようにいかないことは多々あります。アセスメントをするガイドになる型があるのは，安心材料の一つになり得ますが，それにこだわり過ぎると，型どおりにやることにがんじがらめになり，アセスメントが進まないということも起こり得ます。

そのため，実際には教えたとおりにできることではなく，教えたことを参考にしてできることを最初のゴールにします。「参考」の程度は学生によって異なります。勘違いをしていることもあれば，忘れていることもあります。最初は，必要な内容が含まれないアセスメントになってもよいです。ずれているアセスメントでもよいです。ただ，そのことに気づかせるために，最初に伝えた「解き方パターン」「書き方パターン」を使います。答え合わせに使うイメージです。

　実習とは別にアセスメントの練習をしている時，筆者も同じ事例を使って，学生と一緒にアセスメントをし，アセスメントを書くということをします。学生に解き方パターンを使ったアセスメントの例を見せるためです。学生のアセスメントと筆者のアセスメント例とを照らし合わせて，気づいたことを伝えてもらいます。ある学生は，「分析が足りていない。でも，原因をどうやって見つけるのか分からない。疾患と関連付ける必要があるのは分かるけれど，具体的にどうすればよいのか分からない。疾患に関することは難しいので，つい飛ばしてしまう」ということでした。

　このように答え合わせをすることは，学生が自分の課題に気づく機会になります。この課題が相談内容となり，学生の課題は相談によって一つずつ解決されていくことになります。

　答え合わせをさせる利点は，ここにあると思います。学生がアセスメントができずに困っている時，できない自覚はあるけれど，何を質問したらよいのか，何を相談したらよいのか分からないということがあります。何ができていて，何ができていないのかを整理できていないためだと考えます。答え合わせは，何を理解できていて，何を理解できていないのかに気づくきっかけにもなり得ます。

　自分なりにやってみて，予備知識と照らし合わせて，「あ，そうだった」と課題に気づく。「これが抜けてるけれど，どうしたらよいんだろう」と質問・相談内容が明確になる。この繰り返しによって，段々とアセスメントの解き方パターンが習得されていくことを狙いとしています。

◆助言を基にアセスメントを作り上げていく

　学生には，できたものから提出するように伝えます。中には，すべてのアセスメントをまとめて書こうと思っている学生もいますが，その場合，学生にとっても指導者

にとっても効率が悪いです。

　学生が、これでよいのかよく分からないまま、手探りでアセスメントをしている時、何も書けないまま時間ばかりが過ぎてしまったり、いったん出来上がったアセスメントも、これでよいのか不安になってやり直したりするといったことが起きやすいです。また、学生にとってのアセスメントにおける課題というのは、栄養のアセスメントにも、排泄のアセスメントにも、睡眠のアセスメントにも共通して現れることが多いです。ということは、最初に2つか3つのアセスメントを終えて、それらのアセスメントについて助言をもらうことができれば、学生はその助言を基に残りのアセスメントを進めることができるということです。この助言を基に5つのアセスメントができれば、さらにそこでもらう助言を基に残りのアセスメントを進めることができ、アセスメントの質は段々上がっていきます。

　実習記録は答案用紙ではありません。対象を適切に把握するための「考え方」を習得するために、一つずつ考えるという経験を積むことができるよう、助言を基にアセスメントを作り上げていくという形で指導に取り組んでいます。段々作り上げていくことを目指す時、P.42で紹介した「相談する機会の設定」を取り入れるようにしています。

◆ローザン由香里の**チェックポイント!**

16	アセスメントの解き方パターンを示す!
17	アセスメントの書き方パターンを示す!
18	看護診断とのつながりを示す!
19	答え合わせと課題の明確化を繰り返す!
20	助言を基にアセスメントを作り上げていくことを目指す!

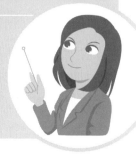

問題の明確化（看護診断）

〈ポイント〉
アセスメントを使って看護診断する

◆ **ずれない看護診断をするためには適切なアセスメントを行う必要がある**

　看護問題を明確化するというのは，看護問題を考えることでも，看護問題を選ぶことでもありません。看護問題の明確化の前のステップである「アセスメント」の結果を基に，何に対して看護介入をする必要があるのかを見極めることです。このステップのかぎはアセスメントにあります。対象の状態を判断できるだけのアセスメントになっている場合，その結果を使えば，漏れなく看護問題の明確化ができるということです。

　看護診断をするというのは，看護診断名のリストから当てはまりそうなものを選ぶことではありません。そのように誤解している学生には，適切な看護診断をするために，**看護診断をする上での約束と適切なアセスメントを行う必要性について改めて確認させる**必要があります。

　アセスメントで行う解釈や分析によって得られた結果は，看護診断をする際，診断指標や関連因子，危険因子と照らし合わせることで，受け持ち患者に合った看護診断をするのに役立ちます（**表4**）。

　看護問題（看護診断）が浮かばない，どれが当てはまるのか分からないなど診断ができない場合，看護診断をする方法を正しく理解できていない可能性があります。なぜなら，看護問題（看護診断）は考えて浮かんでくるものではなく，約束を守って作業をすることで，当てはまるかどうかを明確にすることができるものだからです（**図20**）。

　看護診断ができない場合，1つのアセスメントを取り上げて，学生と一緒にアセスメントと診断指標，関連因子，危険因子などを照合し，その過程を再確認することで，学生の課題が見つけやすくなります。看護診断の方法について確認する場合，取り上げるアセスメントは，学生自身のアセスメントではなく，教科書や参考書に載っている，ほかの誰かによって作られたアセスメントを使うことがあります。その理由は，学生が第三者として客観的にアセスメントを見ることができるからです。自分のアセ

表4　看護診断にまつわる主要用語とその解説

用語	解説
看護診断	クライアント・家族・集団・地域社会（コミュニティ）に特定した問題，強み，リスク
診断指標	診断の所見としてまとまった観察可能な手がかり・推論（例：徴候，症状）。アセスメントで多くの診断指標の存在を確認することは，正確な看護診断には重要となる
関連因子	すべての問題焦点型看護診断に不可欠な構成要素である。関連因子は，看護診断との間になんらかの関係性のある，病因，状況，事実，あるいは影響である（例：原因，寄与因子）。看護診断の根底にある原因を取り除くために，看護介入は可能な限り，これらの病因的要素に狙いを定める
危険因子	個人・家族・集団・社会地域（コミュニティ）の，健康に良くない出来事に対する脆弱性を高めるような影響因子（例：環境因的，心理的，遺伝的）である

T．ヘザー・ハードマン，上鶴重美原著編集，日本看護診断学会監訳：NANDA-Ⅰ看護診断—定義と分類 2015-2017，P.24～25，医学書院，2015．

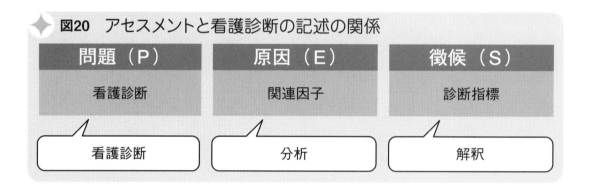

図20　アセスメントと看護診断の記述の関係

スメントを客観的に見ることは難しいですが，誰が作ったのか分からないアセスメントには意見をしやすいようです。

　また，看護診断の記述法には特に定義はありません。看護診断（問題＝P：problem）と原因（E：etiology），徴候（S：symptom）で示すことが一般的です。この3つに対し，「看護診断と原因と徴候を書く」と説明すると，それらを「考えよう」とすることがあります。アセスメントを使って看護診断をするため，問題には看護診断名を，原因には分析によって確認した原因を，徴候には解釈によって確認した事象を書くということを伝えます。

　アセスメントにおける情報が足りていない時や，アセスメントの内容に課題を残す時，看護診断の方法は合っているけれど，最終的に挙がってきた看護問題が受け持ち患者の状態・状況に合っていないということがあります。この場合も含めて，次項以降で解説します。

◆ローザン由香里の**チェックポイント！**

21 看護診断ができない場合，学生と一緒にその過程を再確認する！

看護計画の立案

〈ポイント〉
対象に合った看護計画にするために，アセスメントから看護診断までの内容を反映させる

◆ アセスメントから問題の明確化までの結果を基に看護計画を立案する

　看護計画は，看護目標を達成するための計画です。看護目標とは，看護問題（看護診断で言うところの健康問題に対する反応：以下，看護問題）が解決・改善した状態です。アセスメントによって看護介入が必要だと判断した現在の状態・状況を，看護介入によってより良い状態にするための看護計画を立案します。つまり，看護計画にはアセスメントの内容が反映されます。**看護計画の指導をする際には，アセスメントの内容を活用できているかどうかという点を確認します。**

　看護目標は看護問題が解決・改善された状態です（**図21**）。看護目標の方向性は問題の明確化をした時点で決まっています。アセスメントから看護計画までのつながりを十分に理解できていない場合，看護目標を立てるという時に，看護計画立案前まで

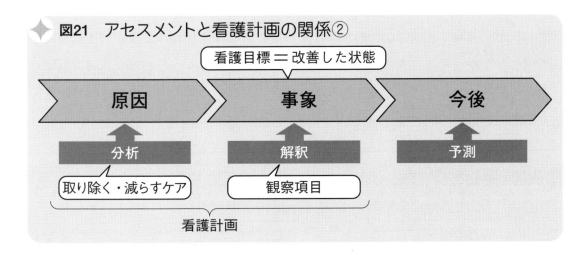

◆ 図21　アセスメントと看護計画の関係②

のステップにおける作業を別物として，看護目標を一から考えようとします。看護計画の立案に関しても同様です。看護目標を達成するための看護計画のはずが，「看護目標を立てることができたから，次は看護計画。さて，何を書こう？」という考え方で看護計画を立てていると，時間がかかるばかりでなく，対象の状態・状況に合わない看護計画になってしまいます。

対象に合った看護計画を立てるためには，アセスメントから問題の明確化までの内容を看護計画に反映させることが必須です。

◆既成の看護計画を骨組みにすることは看護計画の理解に役立つ

看護計画を立案する時，「教科書を写す」ということに抵抗を感じることがあるかもしれません。筆者は，教科書と同じ内容であった場合，それが学生の受け持ち患者に合っているならば，その看護計画を骨組みにしてよいと考えています。教科書を写すことがよくない本当の理由は，受け持ち患者に当てはまるかどうかを確認しないまま写しているという点にあります。そのため，受け持ち患者に合っていることを確認した上で使用する既成の看護計画は，その後の実施・評価の繰り返しによって，より個別性を増していくと考え，特に規制していません。

見本となる看護計画があるというのは，看護計画に何を含み，どのように使うのかということを理解する上で役立ちます。看護計画には，前ステップの内容を反映させる必要があるということが理解できた場合も，反映させるとは何をどうすることなのか，具体的な方法が分からないと行動できません。「計画」という言葉には学生もなじみがありますが，看護問題を解決するための看護計画となった時，どのような内容をどれほど具体的に書けばよいのかなど，さまざまな疑問が浮かびます。それらの疑問を解消してから看護計画を立てるということにこだわらず，ひとまず看護計画を立案し，その後，実施・評価を繰り返すことで，問題は一つずつ解消されていくと考えます。その理由については，次項で述べたいと思います。

◆実施・評価を繰り返しながら看護計画を充実させる

筆者は，看護計画が完璧でなくとも，看護計画を実施するようにしていました。その理由は，看護計画を実施することで，さらに情報が増え，受け持ち患者の状態をよ

り適切に判断できることになり，その結果を反映させることで，看護計画がより充実すると考えたためです。

全く計画の内容がない，その計画では学生自身が何をするのか見当がつかないなど，実施することが難しいと判断する場合や，受け持ち患者への影響が考えられる場合は，指導の下，看護計画を見直す必要があります。そうではなく，実施の準備ができている場合は，できるだけ実施に進むように促していました。

予定していた看護計画を行うことで，実施による受け持ち患者の反応を確認できます。「この方法では，受け持ち患者からこう言われた」「この時間に行った時，受け持ち患者のバイタルサインはこうであった」など，看護援助の効果を判断するための情報を得ることができます。その情報を基に，看護計画を追加したり，修正したりすることは，結果として看護計画に個別性を出すことにつながります。

対象に合った看護を行うために，看護計画に対象の特徴（個別性）が考慮されていることは重要です。ただ，看護計画において個別性を出すということがよく分からないうちは，個別性を出すということにこだわり過ぎてしまうと，かえって看護計画を立てられないことがあります。

「看護計画に個別性を出すという意味が分かりません」と言う学生に，実施した結果や今回の看護援助の振り返りを基に，次回どのように看護援助を行うとよいのか，現在の看護計画を見直してみるよう投げかけました。すると，看護計画の余白の部分に，もともとある方法に対して変更内容や注意点が追加されました。学生には出来上がった看護計画に対して「これが個別性のある看護計画です」と伝えました。

「個別性のある看護計画」という答えがどこかにあるのなら，それを見つける必要がありますが，実際には看護計画に反映すべき個別性というのは，対象理解によって初めて把握できます。だとしたら，看護計画の記録用紙を目の前に，「個別性って，何だろう？」「個別性のある看護計画って，どうやって立てるんだろう？」と悩む時間を対象理解に当ててみてはどうかというのが，本項の考えに至った経緯です。知識がないと行動できないこともありますが，行動によって理解が深まることもあります。先述の学生の場合，何をどうすると学生の悩みや課題を解決できるのか，一つずつ試した中で成果を感じた一例です。

このように実施と評価を繰り返す中で看護計画を充実させるためには，効果的な実

施と評価がかぎになります。計画どおりに実施し，実施したことを振り返るだけでは，看護目標を達成するための看護計画は出来上がっていきません。次項では，看護目標を達成するための看護計画にするには，どのように看護計画の実施・評価について指導するとよいのか考えます。

◆ローザン由香里の**チェックポイント！**

22 アセスメントの内容を活用できているかを確認する！

23 既成の看護計画を骨組みとして活用する！

24 実施・評価を繰り返しながら看護計画を充実させる！

看護計画の実施・評価

〈ポイント〉
- ●看護目標を達成するための実施であること
- ●看護目標を達成したかどうかを判断する評価であること

◆看護目標を達成するための看護計画であることを意識して実施する

看護計画の実施は，文字どおり，立案した看護計画を実施するということです。看護計画を立案できていれば，その看護計画に従って実施することになるわけですが，学生が見落としやすいのは，「看護目標を達成するための看護計画である」という点です。

看護計画を実施する時，学生は計画どおりに実施すること，受け持ち患者の安全・安楽を考慮して実施することについては比較的注意を向けやすいです。ゆえに，実施した看護計画を評価する際にも，受け持ち患者の状態や状況に合わせて実施できたかどうかという点で評価をすることができます。

しかし，実施した看護計画を評価するというのは，看護目標を達成するための看護計画として妥当であったかどうかを判断するということです。行った看護援助が受け持ち患者の状態・状況に合っていたかどうかという評価だけでは，看護計画の妥当性

を評価できません。なぜなら，看護計画の妥当性を評価するには，看護計画の妥当性を評価するための情報が必要になるからです。それらの情報は評価をする時になって浮かぶものではなく，意図的に集めておく必要があります。これが，看護目標を達成するための看護計画であることを意識して看護計画を実施するということです。

◆実施前に評価に必要な情報を確認する

看護目標を達成するための実施とするための指導として，看護計画を実施する前に，これから行う看護援助が看護目標を達成するための援助として効果的だったかどうかを判断するにはどのような情報が必要になるか，それはどのようにして集めるのかを確認させます。これが，いわゆる評価に必要な情報になります。多くの場合は，行った看護援助に対する受け持ち患者の反応，看護援助を行った結果になるはずです。

これらのことを看護計画を実施する前に確認させる理由は，観察する（情報収集する）準備をしていないと，必要な情報を得ることができないためです。意図的に観察していないことは，記憶にも残りにくく，後で評価をする時になって思い出すということはなお難しくなります。

また，看護目標を達成するための看護計画の実施であることを意識させることは，実施後，看護計画の評価を行う際に，看護目標の達成度を評価するという作業をスムーズにさせます。なぜなら，評価をするために必要な情報をそろえているためです。何を評価するのか，何を使って評価をするのかに悩むことがなくなります。

このように事前に必要な観察項目を確認することを続けていると，看護計画の観察項目の欄が充実することになります。併せて，学生は，看護計画の観察項目の欄に何を書けばよいのかを理解しやすくなります。

看護計画の記録用紙にある「観察項目」という欄には，観察することを書くと理解できている学生は多いです。ただ，実際にそこにどのような項目を入れるべきかが分からず，結果として書けずに困っている学生の相談を受けることがあります。そのような場合，「看護目標を達成するための看護計画になっていると思いますが，看護目標を達成するための看護計画だったかどうかは何で判断しますか？　どうなったらこの看護計画は看護目標を達成するのに妥当だったと言えますか？」と投げかけます。すると，学生自身がイメージしていた期待する結果が浮かび，それが手がかりとなり，

期待する結果に近づいたか，期待する結果になったかを判断するために必要な情報（観察項目）を確認することができます。

◆看護目標を達成するための意図的な活動ができて，初めて看護計画が評価できる

　学生は，評価が書けない理由を，評価の書き方が分かっていないからだと解釈していることがあります。実際には，評価が書けないのは書き方が分からないからではなく，評価をするための情報が十分そろっていないことが多いです。その理由は，意図的な観察ができていないためだと考えます。

　計画を立てる，実施をする，評価をするということを，関係のない3つの別々の課題ととらえてしまう時，看護目標は達成できません。なぜなら，看護目標を達成するための意図的な活動ができていないからです。

　看護目標を達成するための看護計画は，看護目標を達成するために実施する。実施した看護計画は，看護目標を達成するために効果的であったかを評価する。このつながりを押さえておくことで，SOAPを書く時に複数の看護問題に関係する情報が混在するということもなくなります。看護計画の評価では，学生の目が向きやすい「対象に合った看護援助を実施できたかどうか」という内容に加えて，「看護目標を達成するために効果的な看護援助であったかどうか」という視点で評価することも意識付ける必要があります。

　看護計画を立てる目的は何か，看護計画を実施する目的は何か，看護計画を評価する目的は何か。どのステップにおいても，何のためにそれを行うのかということを確認することは，看護過程の原理原則を外さないことにつながります。

◆ローザン由香里の**チェックポイント！**

25 看護目標を達成するための看護計画であることを意識させる！

26 事前に評価に必要な観察項目を確認させる！

27 「看護家目標を達成するために効果的な看護援助であったかどうか」という視点で評価することを意識付ける！

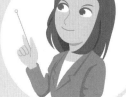

第4章

看護過程の指導のための準備

　実習指導の経験が浅いころ，実習がうまくいかないことを指導技術の未熟さのためだと感じていました。もちろん，その影響も考えられますが，今思えば，①看護過程の理解，②学習者としての学生の理解，③指導者の役割の解釈が不十分だったのかもしれません。

　本章では，今では指導のたびに必ず確認する，看護過程の指導の準備として必要なこれら3つの要素について紹介します。

①看護過程の理解

看護過程を理解しているとは，看護過程という思考を使って看護を実践できること

　看護過程を指導するには，指導者が看護過程を理解している必要があります。ここで言う「看護過程を理解している」とは，看護過程という思考を使って看護を実践できることを指します。第1章に登場した計算機を例に挙げるならば，計算機という道具を使って計算ができるということです。計算機というのは，操作方法だけを理解していても計算機の機能を果たしません。計算自体を理解していなければ，計算機を正しく使えませんし，計算機を使って出した答えが正解かどうかを判断することもできません。

　看護過程も同じです。看護過程という問題解決過程についての原理原則を理解していなければ，それを使って適切な結論を導き出すことはできません。

　看護過程という思考を使って看護を実践できるというのは，いつでもどのような事例でも正解を出すことができるということではありません。看護教員として活動を始めたころ，正解を知らないことには学生に示しがつかない，学生に迷惑をかけると思い，正解にこだわっていたこともありました。しかし，看護過程を学べば学ぶほど，「唯一の正解がある」という考え方が誤りであることが分かってきます。

　『勉強するのは何のため？―僕らの「答え」のつくり方』の中で苫野は，「なんで勉強なんかしなきゃいけないの？」という問いに対して，答えはあるけれど，その答えは「絶対に正しい答え」と言うより，「なるほど，確かにこう考えればスッキリするという納得解」だと言います[11]。筆者は看護についても同じことが言えると感じています。ある1人の患者に対し，A看護師が考える必要な看護とB看護師が考える必要な看護が異なるというのは，看護の現場において日常茶飯です。対象をどのようにとらえているか，看護をどのように考えているかによって，結論は変わってきます。ただ，共通しているのは，どちらも対象がより望ましい状態になるための看護師としてのかかわりを考えているという点です。唯一の正解ではなく，論理的で批判的に判断された納得解を導き出すために，看護師には看護過程という思考を使う技術が必要に

なると考えます。

　看護過程は，問題解決過程を基盤にしています。問題解決の基本は仮説思考です。看護介入すべき事柄は何かを見極めるために必要な情報を集め，それらを解釈・分析します。その結果，浮かび上がった看護問題を解決していきます。しかし，この段階で，解決策によって看護問題が解決する保証はありません。解決策の妥当性，看護目標の妥当性，そもそも取り上げた看護問題（看護診断）は適切であったかなどについて，実施と評価を繰り返す中で検証していきます。その結果，初めて何が妥当で，何が妥当でなかったのかが分かります。

　これは，対象に必要な看護を見極め，実践するために不可欠なプロセスです。大事なことは，正解を出すことができたかどうかではなく，答え（結論）を出すために看護過程という問題解決過程を使うことができることだと考えます。

　そもそも「正解」ではなく「納得解」を求めているのだとしたら，学生の結論が指導者の結論と異なる場合であっても，そこに結論にたどり着くまでの妥当な過程がある時，学生の結論は「納得解」であって，不正解ではないと言えます。またこれも，その後の実施と評価によって証明されていくものです。

　指導のために「看護過程を理解する」とは，原理原則を外すことなく，看護過程という思考を使うことができることだと考えています。

看護過程を理解していることで，各ステップにおいて「何ができればよいのか」を判断できる

　看護過程という思考を使って看護を実践するという原理原則を把握できていないと，指導に迷いやすくなります。なぜなら，原理原則が指導の内容や方法を検討する時の判断の手がかりになるからです。

　看護過程には5つのステップがあります。このすべてのステップがつながっていることで，看護過程という思考が成り立ちます。5つのステップがそれぞれどのような役割を持っていて，どのように他のステップと関係しているのか，つまり「看護過程の原理原則」を理解していることで，各ステップでは何を目指して，どのような作業をするのかを確認できます。

この看護過程の原理原則を理解できていない時，あるステップについて指導する際，看護過程全体のうちのどこに位置付けられ，どのような役割を持つのかを確認できないために，そのステップにおいて「何ができればよいのか」を判断できません。このような場合，次のステップに進んだ時に，前のステップでの作業が十分ではなかったことや，方向性が妥当ではなかったことに気づくことがあります。

　「こういう事例でこういう看護診断が挙がるのは適切ですか？」という質問を指導者からもらうことがあります。最初に確認しておきたいのは，挙がってくる看護診断が妥当かどうかを判断するには，アセスメントの内容が必要になるという点です。アセスメントの中に含まれる，何が影響してどのような事象が生じているのかという内容が，その看護診断が当てはまるかどうかを判断する手がかりになります。事例と看護診断だけを照らし合わせて看護診断の妥当性を判断しようとする時，その妥当性を見極めるのは難しいと言えます。

　ほかにも，「学生が看護目標を具体的にできません」という場合も同様です。看護目標は，看護問題が解決・改善された状態です。アセスメントで確認した現在の状態が解決・改善された状態とはどのような状態のことを言うのか。看護目標はアセスメントから導き出すことができます。

　アセスメントができない時，どのように指導するとよいのか。看護計画が立てられない時，どのように指導するとよいのか。どのように指導するとよいのかを知る手がかりは，指導者自身の「私ならどのようにアセスメントをするか」「私ならどのように看護計画を立てるか」の中にあります。自分はどのように「考えて」結論を出しているのか，言い換えると，自分はどのように「看護過程という思考を使って」いるのかということです。この点を言語化することができると，何を教えるとよいのかが見つけやすくなります。

　指導の内容や方法に問題があるように見えて，実は看護過程を理解することによって解決できる悩みも少なくありません。

看護過程という思考を使えるようになるために実践を繰り返す

　基礎的な知識を確認した後は，実践するに限ります。看護過程の展開の数稽古です。

すると，分かったつもりで実は分かっていなかったことに気づいたり，逆に説明を読むだけではよく分からなかったことが，実践によって腑に落ちたりということが起こります。また，何度も繰り返しているうちに，自分の考え方（解き方）のパターンを確認できます。

原理原則を理解できることと，それを守り実践できることは別物です。原理原則を守って看護過程を展開するとは，何をどうすることを言うのか。実践を繰り返すことで，自分の言葉で説明ができるようになります。なぜなら，ほかの誰かが行っている方法ではなく，ほかの誰でもない自分が行っている方法だからです。

そのためには，とにもかくにも，さまざまな事例で実際に看護過程を展開することです。自由に好きなように展開するのではなく，原理原則を意識しながら，それらにのっとって展開することが重要です。学生の目線に合わせて，学生と同じ課題に取り組むことは，自分の「考えるプロセス」を再確認できる上に，展開するという経験を通して，「ここは迷いそうだ」「ここは悩むかもしれない」「これは難しいなあ」など，学生のつまずきそうな点に気づくきっかけにもなります。

いくら原理原則にのっとっているとは言え，「考える」という活動において，具体的な方法がほかの人と一寸も違わないということは考えにくいです。それぞれが独自の解き方パターンを獲得するはずです。

自分の解き方パターンを確立したら，このパターンをいかに学生の学習状況に合わせて指導をしていくかということが次の課題になります。

◆ローザン由香里の**チェックポイント！**

1. 看護過程を教えるには，どのような答え（結論）になるのかではなく，どのようなプロセスで結論にたどり着くのかを理解する！

2. 「看護過程の原理原則」を理解していることで，各ステップでは何を目指して，どのような作業をするのかを確認できる！

3. 看護過程の展開を繰り返し，自分の解き方パターンを確立する！

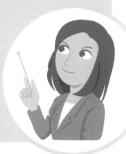

②学習者としての学生の理解

学生の特徴や学習の準備状態などを適切に把握する

　看護過程という思考を使って看護を実践できることを目標とする実習では，指導者自身が看護過程について理解していることが必要であることは先に述べたとおりです。実習目標を達成するために，もう一つ把握していなければならないことがあります。指導の対象となる学生についてです。

　同じ看護過程を指導するという活動であっても，何年も看護の経験のある看護師が改めて学び直す場合と，初めて看護過程を学ぶ学生の場合とでは，指導の内容も方法も異なります。さらに，学生と一くくりに言っても，年齢，性別，家族構成，入学の動機，性格，学習状況などさまざまな違いがあります。

　看護技術の教科書にある看護技術の手順や留意点が，そのままある特定の対象に当てはまることがないのと同じように，ある1つの指導方法がすべての学生に有効であるということはありません。学生個々に合った効果的な指導を行うためには，学生の特徴や学習の準備状態などを適切に把握する必要があります。

　学生の特徴や学習の準備状態というのは，これまでにどのような科目を履修しているのかに始まり，どのような学習によって何を習得しているのかという看護学生としての特徴と，興味・関心を寄せていることや，これまでの生活体験，習慣や性格など個人の「個」の部分を表す特徴の両方を含んでいます。

　説明の便宜上「学生を理解する」という表現を使っていますが，情報収集の指導の項（P.58）で述べたとおり，1人の人を「理解する」というのは，現実的には一生かけてもできないことです。それでも知ろうとするのはなぜか。知ろうとすることで，見えてくるものがあるからです。知ろうとしなければ，いつまでも見えないものがあるからです。

　筆者自身も含め，人は自分が思うことをほかの皆も思っていると勘違いする生き物だそうです。これが普通，これが標準だと，自分の基準を一般化してしまう性質があるということです。これまで看護師として経験してきたこと，学んできたことの中に，自分なりの「正解」があります。学生も，看護の経験が少ないというだけで，これま

での人生においてさまざまな経験を積み，その中で培ってきた学生自身が大切にしていることがあるはずです。答えは自分が持っているものだけではないということを知った上で，学生と共に学ぶことは，答えの可能性を広げ，看護の質を上げることにつながるように思います。

学生の特徴に合った指導は成果を出しやすい

　学生の特徴や学習の準備状態などに合わない指導は，実習目標の達成を遅らせるだけでなく，指導による成果が出ないことで，学生にも，指導者にも焦りやストレスなどが生じやすくなります。学生は，指導の下で懸命に取り組んでいるにもかかわらず，その努力を認めてもらえないことに不満や不信感を感じ，指導者は，学生を思い試行錯誤しているにもかかわらず，成果につながらないことに不満や焦りを感じることになりかねません。どちらの努力も互いに届かないまま，疲弊してしまうようなかかわりは，効果的とは言えません。

　このような事態は，学生と指導者の間におけるコミュニケーション不足によって生じていると考えます。対象に必要な看護は何で，その看護はどのように行われるとよいのかを考えるように，この学生に必要な指導は何で，その指導はどのように行われるとよいのかを考えます。すると，学生の現状を把握するために学生と十分にコミュニケーションを取る必要があることに気づくはずです。

　再実習中の学生を指導している時のことです。今回こそは合格してほしいと思うあまり，とにかく分からないことを分かるように，できないことをできるようにと指導していました。課題を1つクリアすれば，すぐに次の課題を提示される学生にとっては，満足感や達成感を感じにくかったと思います。学生のそのような思いを他の教員から聞くことになりました。「自分なりに一生懸命やっているのに，それを認めてもらえないと随分落ち込んでいる」と聞き，学生のことが全く見えていない自分に気づきました。

　それでも，実習に合格するためにはやらなければならないことがある。まさにそのとおりなのですが，それは学生も十分に承知しています。その上で「分かってほしい」と思っているのだと感じます。こんなに頑張っているんだから，課題を減らしてほしいと言っているわけではありません。どのような思いで取り組んでいるのか，学生の

考えていること，感じていることをくみ取り，受け止めることが，課題を減らすことよりもずっと効果的にやる気を引き出すことにつながることを実感した一件でした。

十分なコミュニケーションによって導き出された学生の特徴に合った指導は，成果を出しやすくなります。成果につながる指導は学生のやる気を引き出すだけでなく，信頼や安心を生み，さらなる意欲的な取り組みにつながると考えます。

学生を知ろうとする意識とコミュニケーション，そして指導の評価が学生の特徴に合った指導を生む

実習記録だけで学生を知ろうとせず，学生と直接話し，また学生の実際の活動を見たり，聞いたり，感じたりするなどして学生に関心を寄せ，コミュニケーションを図ります。

「困っていることはありませんか？」と学生に聞くと，「大丈夫です」と返ってくることがあります。これは，言葉だけを見ると「困っていることはない」ととらえることができますが，実際は，困っていることが何なのかがはっきりしなかったり，相談するほどではないと思っていたりするなど，困っていることがないわけではないことがあります。

学生を把握するために，学生からの質問や相談を待つだけでなく，あらゆる角度から学生にまつわる情報を集めます。困っていることはないという意識で学生を観るのと，困っていることがあるかもしれないという意識で学生を観るのとでは，得られる情報は異なります。

学生の特徴に合った指導を考える時にもう一つ注意したいことは，自分なりの分析によって導き出した最初の指導案は，あくまでも案であって，常に改善の余地があるということです。これは不完全だということではなく，さらに学生をよく知ることで，より一層学生に合った指導になっていく可能性を持つものだということです。

看護計画と同じで，正解な指導案を出すことにこだわり過ぎないことです。対象の特徴に合っている看護計画なのかどうかは，実施してみて初めて分かります。正解な指導案がどこかにあるとして探し続けている限り，学生に合った指導は見つかりません。学生に合った指導は，学生を知ろうとする意識と，その意識によって生まれる会話や観察などの行動，そして実際に行った指導の結果や評価によって導き出されるも

のだと考えます。

「学生と十分にコミュニケーションを図る」。文字だけ見ると，目新しくもなく，ベテラン指導者にとっては当たり前過ぎることかもしれません。ただ，指導に慣れず，試行錯誤していた日々を思い出すと，学生の言葉や行動が指導の手がかりを与えてくれていることが多かったように感じるのです。

行った指導が正解かどうかの答えは，学生が持っていると考えます。行った指導を学生がどのように受け取っているかという「学生の反応」を把握することなしに，学生に合った指導は見いだせません。「これでいいんだろうか？」「この指導で間違いないだろうか？」と指導に自信をなくしたり，不安になったりすることがあるかもしれません。そのような時こそ，学生の声を聞いてみることが指導の方向性を見つける手がかりになるように思います。指導内容や指導方法の検討において，どのような言葉や表現が伝わりやすいのか，どのようなアプローチが意欲を引き出しやすいのか，学生個人にとってより効果的な指導を見いだすためには，仮説と検証の繰り返しが必要なのだと感じています。

> ◆ローザン由香里の**チェックポイント！**
>
> **4** 効果的な指導のためには，学生個々を適切に把握する！
>
> **5** 学生の特徴に合った指導は，十分なコミュニケーションによって導き出される！
>
> **6** 学生の言葉と行動が指導の手がかりを与えてくれる！

③指導者の役割の解釈

> 実習目標を達成するために，何を教材とし，
> どのように経験させるかを十分に検討する

経験型の授業である実習は，「経験」という点が特徴です。経験と言うと，学生自身が受け持ち患者に直接援助をすることを指している印象がありますが，看護師が行

う看護を見たり，聞いたり，感じたりすることも，看護を学ぶ学生にとって貴重な経験だと考えます。

　指導者に見守られる中，緊張や不安を抱えながら看護援助を行う学生は，自分の手技を確認することで精いっぱいになることも少なくありません。受け持ち患者とかかわる各場面は，二度と同じ状況を再現できない貴重な機会です。この貴重な機会において，指導者による受け持ち患者へのかかわりを学生に見せることは，有効な一つの指導法であると考えます。指導者の看護を見せたり，見せながら学生に参加させたりすることは，学生の緊張を解き，また学生自身が看護援助を行う場合では得ることのできなかった気づきを得る機会にもなります。

　手際の良い熟練した技術，滑らかで安心感・信頼感のある対応など，経験によって培った「技」に学生は感動します。心が大きく動いた出来事を学生は忘れません。そして，「あんなふうにできるようになるにはどうしたらいいんだろう？」と，看護への関心をさらに深めます。

　指導者の役割は，学生が行った看護活動，記載した実習記録など「結果」に対する評価だけではありません。このように明言できるようになったのは，指導を経験して何年も経った後です。指導を始めたころは，起こったことや結果に対して，それをどう評価するのかを考えていたため，実習が意図とは違う方向に進んだり，その都度指導の方向性を考えることで指導に一貫性や余裕がなくなったりしたものです。実習における指導者の役割は，「結果」に対する評価だけでなく，学生が実習目標を達成するために何を教材とし，どのように経験させるのかを十分に検討し，意図的かつ計画的にかかわることだと，これまでの指導の経験を通して改めて感じます。

　長塚は，実習における教員と臨地実習指導者の役割分担について，**表5**のように整理しています。このように指導者の役割について学ぶことで，指導者にはどのような役割があるのかを知ることができます。指導者としての責任の範囲を理解するためにも，役割について理解することは必須です。

　ただ，役割を知ることと，役割を果たすことは別です。役割を果たすには，指導者本人の「指導観」がかぎになります。実習とは何か，実習における指導とは何か。**表5**から役割を知識として知り，その説明をどのようにとらえ，実際に何をどのように実践するのかは，個人によって異なります。

表5 臨地実習における教員と臨地実習指導者の役割分担

時期		教員	臨地実習指導者
実習開始前	実習前	・実習要項を作成する ・実習関連施設との連絡調整をする ・看護学生の学習到達レベルを確認し,不足部分を補習する ・個々の看護学生の能力や特性を把握する	・学校側の実習目的・目標を把握する ・すべてのスタッフへ伝達する ・実習環境整備,物品を準備する ・看護学生のレディネスを確認する ・実習期間中の指導計画を立てる
	受け持ち対象者の選択	・実習目標の達成に適した対象者の条件を臨床側に伝え,指導者と十分に相談した後,リストアップを依頼する ・リストアップされた対象者が看護学生の受け持ち対象として適切かどうか判断し,必要時修正案を臨床側に伝える ・対象者のリストを看護学生に提示し,看護学生が受け持ち対象者を選定できるように援助する	・実習目標の達成に適した対象者を部署の責任者,教員と十分相談した後,リストアップする ・対象者および家族に対し,看護学生が受け持つことの承諾を取る ・看護学生が受け持つ対象者をすべてのスタッフに伝える
	インフォームドコンセント	・説明／同意書に署名する ・実習に関する説明を行い,対象者に同意書への署名をしてもらう	・説明／同意書に署名する ・対象者への実習に関する説明に付き添う
オリエンテーション	オリエンテーション	・実習要項に基づき,実習の詳細について説明を行う ・看護学生がその実習の段階や領域における自己の課題を明らかにするよう助言を行う ・看護学生が具体的な学習計画を立てられるように指導する	・施設・設備に関するオリエンテーションを行う ・実習部署の目標,行事,看護体制などのオリエンテーションを行う ・看護学生を対象者やすべてのスタッフに紹介し,円滑な実習となるよう対人関係面での調整を図る
実習中	情報収集	・情報収集の方法について助言する(情報源,場所,時間,人材など) ・情報のアセスメントをする過程で不足している情報に関して指導・助言を行う	・対象者に関する情報収集について助言する ・看護学生の質問に答え,不足部分を助言する
	行動計画立案・報告	行動計画が学習目標および対象者の看護目標に沿ったものであるか判断し,指導・助言を行う	・行動計画が対象者に適しているか判断し,助言する ・看護業務に関する情報を提供し,看護学生の行動計画の修正を助ける
	看護実践	・直接・間接ケアに対して助言・援助をする ・看護ケアの役割モデルとなる ・看護学生の対人関係を必要に応じて指導・調整する ・看護実践にかかわる看護学生の思考過程を援助する ・現象の意味を看護的に解釈し教材化して,看護学生の学習活動を促進する ・看護学生が行おうとしている看護行為について分析し,理由付け,根拠などを考え,追求していくことができるように意識的に指導する ・看護学生の気づきや体験を共有し,咀嚼化することにより,看護学生の看護の学びとする ・学習状況を確認・評価を行い,翌日の学習課題を確認する	・直接・間接ケアに対して,対象者に適するように実際的な指導・助言を行う ・看護ケアの役割モデルとなる ・看護学生が看護行為を意味付けできるよう援助する ・個別的な看護・看護技術を行えるよう援助・助言を行う ・看護実践にかかわる看護学生の思考過程を援助する ・看護学生が,看護の喜びや看護の価値を実体験できるように援助する ・看護チームの一員として活動できるよう援助する ・対象者に危険が及ばない範囲で看護学生の試行錯誤を許容し,学習を促進させるための助言を行う ・対象者に関する医療チームの方針・言動を統一する
	記録・報告	・実習目的・目標および施設の状況に応じて,記録・報告の方法を決める ・実践・経験をしたことが適切に記録されているかを判断し助言する ・観察事項や思考過程の妥当性を判断し,助言する ・看護行為の意味付けを助言する	・看護学生が実習時間内に実施した看護行為について報告を受け,適宜助言する ・実習記録を適宜確認する

表5の続き

時期		教員	臨地実習指導者
実習中	カンファレンス・事例報告	・カンファレンス・事例検討会の目的・目標を示す ・カンファレンス・事例検討会の運営方法を指導する ・事例のまとめ方を指導する ・資料作成と必要物品の準備の際に指導・助言を行う ・カンファレンスの運営や参加行動において議論が深まるように助ける ・問題解決のための意見交換の方法を指導・援助する ・実習の目的・目標の再認識と学習の方向付けを助ける	・カンファレンスに参加し、対象者に関する必要な情報を提供し、看護学生の対象者の理解を助ける ・看護学生の学習過程を確認する ・看護学生の学習の方向付けを助ける ・専門実践家の立場から対象者の看護の実践について助言する
実習後	評価	・看護学生の自己評価と合わせて総合的に評価する ・看護学生が今後の課題を設定できるように指導・助言を行う ・実習の評点化を行う ・最終的な評価を行う ・実習に関する総合的な結果を施設側に伝える ・教員の指導に関する看護学生の評価を受けると同時に、教員自身の自己評価を行う	・看護学生の学習到達度評価のための情報を看護学生および教員に提供する ・看護学生の実習に伴う対象者の反応や臨床スタッフの反応に関する情報を教員に提供する

長塚智子監修：看護過程の展開と指導—よくある"つまずき"を事例で読み解く！, P.159, 日総研出版, 2014.

　筆者は，指導者の役割の中でも「共に学ぶ」「学びを支援する」ということを大切にしています。ゆえに，本書ではそのようなかかわり方を紹介することになりました。看護過程を展開する実習において，指導者としての役割を果たすには，指導者自身が役割をどのようにとらえているか，指導観を明確にすることが，各指導者ならではの指導を検討するかぎになるように思います。

役割を正しく理解しているか，していないかによって学生へのかかわり方は大きく変わる

　指導者の役割を，実習目標を達成するための学生の学習活動の結果を「評価する」ことではなく，実習目標を達成するために学生の学習活動を「支援する」こととした時，学生へのかかわり方は大きく変わります。

　学生の学習活動を支援する時，学習の結果には，学生の取り組みのみならず，学生の取り組みを支援した指導者の取り組みも反映されます。言い換えると，学生が実習目標に届かなかった時，その影響因子には，学生の取り組みのほかに，指導者の取り

組みも含まれるということです。

　実習の最終日になって，達成できそうにない実習目標があることを指摘されても，学生はどうしてよいのか分かりません。実習期間が終了した後，何日も前に行った看護援助に対する提案や助言をされても，学生はその提案や助言を実践に反映することはできません。実習期間中に経験すべきことが，経験できなかった時，指導者としてのかかわり方，実習の進め方を見直す必要があります。

　実習における指導者の役割は何で，その役割を果たすためには，自分は何をどうすべきなのか。この点を確認しないまま指導者としての活動が始まると，指導が必要となる場面を予測することもできず，設定することもできず，何かが起きるたびに，その場で指導を検討し，実践することになります。準備ができていないことで，実際の指導はその場しのぎの対応になることもあり，毎回の指導につながりがなくなることで，指導の一貫性も保ちにくくなります。目指す指導のゴールも設定されないことから，指導の振り返りも十分にできないことも考えられます。何だか実習がうまくいかないと肌で感じていながら，どのように改善したらよいのか分からないことで，指導者はストレスを感じたり，自信を失ったりすることになるかもしれません。また何より，その影響を受けるのは学生であり，学生の看護を受ける患者であるということを忘れてはなりません。

常により良い指導とは何かを追求する

　指導者は，学生が結果として実習目標を達成したかどうかを判断するだけでなく，決まった期間の中で，学生が設定された実習目標を達成するために，学生の学習を支援する役割があります。そのためには，計画的で意図的なかかわりが必要です。ただ，学生が実習目標を達成するための学習の支援と一口に言っても，その中身はさまざまです。

　看護過程を展開する実習で，学生が実習目標を達成するために，指導者は，「教えること」である看護過程を理解している必要があり，指導の対象である学生の特徴を把握している必要があるなど，実習指導を行うに当たり備えておくことよいとされることはいろいろあります。ただ，それらの知識を使って指導をする時，そこには，指

導とは何か，学生に将来どんな看護師として活躍してほしいと願っているかなど，指導者の思いが表れます。

　看護過程を展開する実習において，どのように指導をするとよいのか，さまざまな意見があって当然です。指導者の数だけ指導観があります。実習とは何か，授業とは何か，加えて実習という授業での指導者の役割とは何か，それを果たすために何をどうするのか，自分の「納得解」を持つことが指導の内容や方法を検討する際の指針になります。

　目の前に解決したい課題がある時，その課題を解決する「方法」を知りたくなります。それが手に入ることで課題が解決すると思うからです。ただ，本当の解決策を手に入れるには，解決された状態が自分の中で明確になっている必要があります。なぜなら，解決された状態になるための解決策でなければならないからです。解決する方法を手に入れることではなく，解決された状態を手に入れることが目的だとしたら，指導の悩みを解決する方法の前に，指導の悩みが解決されることによってどのような状態になることを期待しているのか，自分の中に理想の結果を持っていることが必要です。

　看護の答えが1つではないように，指導にも唯一の答えというものはありません。常により良い指導とは何かを追求することも，指導者の役割と言えるのかもしれません。

◆ローザン由香里の**チェックポイント!**

7　役割について学び，指導観を明確にする！

8　学生が実習目標に届かなかった時，その影響因子には指導者の取り組みも含まれる！

9　自分の指導観が指導を検討する際の指針になる！

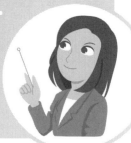

第5章

学生が主体的に学ぶ実習にするために

　領域別実習も終盤になると，実習中の学生の動きには無駄がなくなり，受け持ち患者への対応にも自信や落ち着きが見られるようになります。このころには，自ら課題を見つけ，さまざまな経験から学びを得るようになります。こうした学生の成長には目を見張るものがあります。同時に，学生とは学ぶ意欲を持つ存在であることを改めて認識します。学ぶ意欲を引き出すためのかかわりは，発揮されていない主体性を刺激することにもなると考えます。

　本章では，学生の「学びたい」という気持ちを引き出すためのかかわりについて紹介します。

学生目線で指導する

学生と指導者では見えているものが違う

　看護教員研修の講義で，学生に見えているものと指導者に見えているものの違いを示す図を見た時の衝撃を今でも鮮明に覚えています（**図22**）。

　全く同じ場面に居合わせていながら，指導者に見えていて，学生には見えていないものがある。その逆もしかり。同じ場面に居合わせて，視界には同じ場面が映っているにもかかわらず，なぜ見えるものに違いが出るのでしょうか。

　これは，指導者と学生の関係に限らず，人は見たいものを見るという性質を持っているためだと言われています。見ようと思って見た＝意識的に焦点を当てたものだけが見えるということです。ここで言う「見える」とは，「見たと認識する」ということを指します。

　学生と共有した場面を基に，観察できたことを聞くと，学生が意図的に見たものは何かを確認できます。そこで観察したことは，その場面において学生自身が必要だと感じ，「見ようと思って見た」ものです。言い換えると，指導者である我々が学生に見てほしい，気づいてほしいと思っていることを学生が自分で得られない時，指導者が意図している「事象」を学生が見ようと思っていないことが推測されます。これに

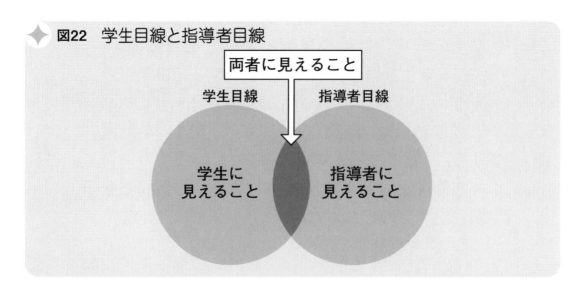

◆ **図22　学生目線と指導者目線**

対して，いくら「あの時，患者さんはこう反応されたでしょう？」と指導者に確認されても，見ようと思って見ていなければ，学生はそれを思い出すことはできません。学生が必要性に気づいていない事象を観察させるには，そのための意図的なかかわりが必要になると言えます。

日常の場面に置き換えると分かりやすいかもしれません。友人と映画を見た後，友人が語るある場面の詳細について，自分は何も覚えていないという時，「見ようと思って見ていない」ということが起きているのかもしれません。これが，目線が異なるということで，見えているものが異なるということです。

指導者目線による指導は学生のやる気を奪う

学生が認識していないことを教材にするということは，学生にとって「存在しない何か」が教材になるということです。先ほどの映画の例だと，想像しやすいかもしれません。覚えのない場面に対して意見を求められることに似ています。

例えば，受け持ち患者にベッドサイドで座位になってもらい，足浴を実施したとします。途中から，座位という姿勢を保つことが困難になってきたようで，受け持ち患者の表情や姿勢の変化にその様子がうかがえました。しかし，学生は受け持ち患者のそのような変化に気づくことができていません。

この場面を取り上げて，足浴の後半の受け持ち患者の様子から，足浴を振り返ってみようと学生に提案したとします。しかし，学生は患者の様子の変化に関する情報を持ち合わせていません。そのため，指導者が意図する振り返りにはなりません。意図とは異なる学生の振り返りに対し，振り返りが十分ではないこと，患者の様子について情報を追加することなどを指導しても，学生はそれに応えることができません。なぜなら，そもそも必要な情報を持っていないからです。

それでも，学生は指導者の期待に応えるため，「何を求められているんだろう？」と指導者の意図をくみ取ろうとします。ここで，足浴を実施した場面を思い出すのではなく，指導者の意図をくみ取ろうとしているということに学生の焦点がすり替わっていることに気がついたでしょうか。これが，指導者目線でかかわるということだと言えます。

学生が認識している事象を教材にして指導が進む時，学生の中に答えがあります。その答え（気づき）は，学生自身が実施したことのうち，認識している場面を取り上げ，その時に見たことや感じたことなどを確認するという意図的なかかわりによって引き出すことができます。答え（気づき）にたどり着くということは，取り組んだ成果を学生自身が実感できることだと言えます。

　その一方で，指導者が求めている答えは何かを探っている時，答えは学生の外にあるため，どれだけ考えても答えにたどり着けないということが起こります。学生が「どれだけ頑張って考えても，結局は指導者の考えが正解」だと感じた時，学生のやる気は奪われていくことになります。

学生がとらえる事象を共有し，学生に関心を寄せる

　まず，学生は指導者と異なる目線で事象をとらえているということを認識することです。

　学生の目線が指導者である自分の目線と異なることを意識すると，自分が確認できていることを学生が認識していない可能性があると気づくことができるほか，我々指導者に見えていないことが学生に見えていることがあることに気づきます。これこそが学生ならでは視点であり，教材として最適な事象になり得ると考えます。

　学生がどのような事象をどのようにとらえているかを把握するには，学生と一緒に受け持ち患者にかかわったり，学生の援助に立ち会ったりして，学生がとらえる事象を共有することが一番です。百聞は一見にしかず。学生からの説明や実習記録からでは把握できなかった「学生の様子」について，共有している「場面」が表現してくれます。

　ある学生が，「私は今の患者さんには，身体的なケアよりも心理的なケアを優先すべきだと思います」と，受け持ち患者の身体的なケアに関する助言に納得がいかないことがありました。受け持ち患者の隣で話を聞いていると，退院後のことや家族のことなど受け持ち患者の口から出るのは，どれも不安に関することばかりだからというのが学生の理由です。実際に受け持ち患者と学生が話をしている場面に立ち会うと，学生の言うとおり，受け持ち患者は不安に感じていることを繰り返し話しています。

この時，不安に対する看護が必要だという前提で，不安を生じている原因について改めて考えてみることを提案しました。すると，学生は何が原因で不安な気持ちが生じているのかを考えた際に，病気のために思うように動けないことが影響していることに気づきました。次いで，病気が良くなることが不安を緩和する一因になるという考えへとつながりました。この時，初めて指導者からの身体的ケアに関する助言の意味が分かったのです。

　指導がうまくいかない時，学生が実習目標を達成するためにどうすればよいのだろうかと悩みます。筆者も何度この壁にぶつかったか知れません。壁にぶつかるたびに，指導内容や指導方法・技術を見直してきました。しかし，ある時，指導がうまくいかないのは，指導内容や指導方法・技術の前に，学生への理解が不足しているからだと気づきました。学生のことを分かったつもりでいたために，学生に見えていることが何か分からないどころか，どのような気持ちで実習に臨んでいるのかさえ十分に把握できていなかったこともありました。

　実習指導を担当し始めた新人のころは，特に自分の技術・技量が学生の実習に支障を来してはいけないと思うあまり，意識が指導者自身に向くことがあります。学生も同じように，受け持ち患者ではなく，自分自身に意識が向いてしまっているのかもしれません。

　本当に大切なことは，学生目線が「分かる」ことではなく，学生目線を「知りたい」「分かりたい」と学生に関心を寄せることなのだと感じています。「なぜそのように感じるんだろう？」「なぜそのような判断になったんだろう？」と学生を知ろうとするその意識が行動として表れ，それによって学生は関心を寄せられていることを実感し，支援されているという環境がやる気につながっていくのだと考えています。

◆ローザン由香里の**チェックポイント！**

1 学生自身による気づきを引き出すためには，学生が認識している事象を教材化する！

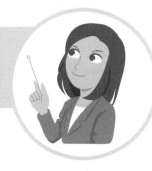

不安を解消し，安心感と信頼感を与える

望ましくない結果を気にしている以上，行動を起こすことは難しい

　学生が積極的かつ主体的に実習に臨むことができない理由に，自分の行為が受け持ち患者に身体的・心理的負担を与えないか懸念していること，また評価に影響しないか心配していることなどが挙げられます。どちらも，自分の行為によって望ましくない結果になったらどうしようという不安が含まれていることが想像できます。とは言え，実習は経験型の授業であり，経験によって学ぶことを意図しています。学生自身もこのことを理解している時，学生の中で葛藤が生じているのかもしれません。

　加藤は，「人は不安なときに結果重視に傾く。早く成果を出そうとして焦る。今していることの結果を気にして，常に不安である。『自分にはできるだろうか』と不安になる。あるいは，『もし，できなかったらどうしようか』と不安になる」[12]と言います。

　結果を重視するがゆえに不安が増している時，学生が想定しているのは「望ましくない結果」です。「うまくできなかった」「受け持ち患者に負担をかけた」「指導者からの評価が良くなかった」などが当てはまります。行動すると望んでいないことが起こるかもしれず，望んでいないことは起こってほしくないため，行動を起こさないという選択をすることになります。しかし，望ましい結果を手に入れるためには，行動は必須です。望ましくない結果を気にしている以上，行動を起こすことは難しくなります。

不安を見逃すと実習目標の達成が遅れる

　実習では自主的に取り組むことが課題になっていることも多く，その日の実習で何をするのかについては，基本的に学生が予定を立てることになります。学生の予定を尊重することは大切ですが，それは放任することとは違います。実習目標の達成を目指し，必要だと判断した場合は，指導者が実習内容の変更や追加を提案・相談します。

　結果を気にすることで行動を躊躇している時というのは，必要な課題が後回しになりがちです。後回しにすることで，今の不安から一時的に逃れることはできますが，

実習目標にはいつまでたってもたどり着けません。また，指導者がこのことに気づけずにいると，さらに実習目標の達成が遅れることになります。

実習のたび，課題の発表日に欠席をしていた学生がいました。筆者が本学生を担当したのは，本学生にとって確か3回目の実習だったと思います。実習グループのメンバーは，「自分たちだって時間がない中，休まずに課題をやってるのに，実習を休んで課題をやるなんてずるい」と，メンバー間の関係もぎくしゃくしていました。実際に，本学生が課題のために欠席していたのかどうかは分かりません。ただ，メンバーの気持ちを薄々感じていた本学生に対して，誤解なのだとしたら，今回の実習は誤解を晴らすチャンスだと伝え，第3章で紹介した相談日の設定（P.42）も取り入れながら，発表日までに課題がまとまるよう本学生と予定を立て，進めていきました。

本学生も例に漏れず，「間違うことへの不安」のために，自信のない内容，書きかけの内容のままでは相談できなかったことが，課題が遅れていく原因でした。そのことを踏まえて，あえて完成させないで書きかけの内容が見たいと伝えました。

相談をするために，本学生から筆者に声をかけることも，今回のもう一つの課題でした。こちらから声をかければ済むところをじっと待つというのは，何とももどかしいものです。しかし，筆者にできることは本学生を信じて待つこと。言い換えると，信じていたから待つことができたのかもしれません。その結果，本学生は発表日までに課題をまとめることができ，発表日には自信がなさそうにしながらも，自分の考えを表現することができました。

学生が不安によって行動を躊躇している時，安心につながるような指導者の意図的なかかわりは，学生にとって行動への動機付けになり得ます。そのためには，学生が何に不安を感じているのかを知る必要があります。和田らによると，「人間というのは，自分の心理的ニーズを満たしてくれる人とはいい関係を保っていたいし，その人を失いたくないので，こちらが求める以上に頑張ってくれることが多い」[13]そうです。

不安というのは，その人自身によってつくられる想像上の出来事から生まれます。その不安に感じていることは，事実ではなく，起きないかもしれないことであることが分かると，不安によって踏み出せなかった一歩が踏み出せることがあります。

安心が行動を生み，行動につながる安心を与えてくれた指導者には信頼を寄せるという好循環が，より一層学生の行動を促進させることになると考えます。

結果ではなく，過程を重視する

　学生の不安を解消するには，学生が何にどのような不安を感じているのかを知り，その不安に対し，指導者自身が結果ではなく，過程を重視してかかわることが重要です。加藤は，結果を重視するあまり生じる不安について，「過程」を重視することで不安は消えると言います[12]。

　筆者は，学生が受け持ち患者とかかわる場面において，起こるかもしれない望んでいないこと（学生の不安の原因）を一緒に防止するという姿勢で，看護活動に立ち会ったり，学生を支援する役で参加したりすることを心がけていました。その場にいることで直接学生を支援しやすいという利点もありますが，実際に学生の様子を見ることで学生の心理状態が把握しやすくなります。学生から直接相談されることがなくとも，学生の悩みや思いなどを知る手がかりを見つける機会にもなります。「どうしてもここが不安で」となかなか実施に踏み出せない学生の援助場面に立ち会った時，実際には，立ち会っているだけで支援がいらないことも多くありました。技術的な支援ではなく，安心が欲しかったのだと実感することも少なくありません。どのような結果になったのかではなく，期待する結果にするためにどのようにかかわるか過程を重視していることを身をもって伝えた指導の場面です。学生にとっては「受け持ち患者に何かあったら」と思えばこその不安です。この慎重さは大切にしてほしいと思います。

　実習記録に関しても同様です。最終的に実習目標にたどり着くように，相談をしながら作り上げていくものだということを機会があるたびに伝えました。結果を重視している学生の認識を変えるためには，指導者自身が過程を重視していること，かつそのことを学生に繰り返し伝えていくことが大切だと言えます。

　安心感・信頼感を与える方法は相手によってさまざまです。学生が何に不安を感じているか，何に安心感・信頼感を感じるかを知ろうとしてかかわることが，安心感・信頼感を与える第一歩になると思います。

> ◆ローザン由香里の**チェックポイント！**
>
> **2** 結果を重視することによって生じる学生の不安は，指導者自身が過程を重視してかかわることで解消されやすい！

指導に一貫性を持つ

3つの一貫性のない指導

指導における一貫性とは，次の3つを指します。
①教員と臨床指導者の間における一貫性
②始めから終わりまでを通しての一貫性
③言葉と行動の間における一貫性

1つ目の一貫性がなくなる一番の理由は，両者間におけるコミュニケーション不足だと考えます。この場合，学生は，「どちらかを立てれば，どちらかが立たず」と誰にも相談できずに，2つの異なる指導方針の間で悩んでいることがあります。

2つ目の一貫性がなくなるのは，指導者の中で指導方針がころころ変わるという場合です。先日の指導と今日の指導で言っていることが違うと学生が感じる場合，どのように対応すればよいのか分からないと学生は混乱します。指導者自身の指導の方向性が定まっていないことが原因の一つであると考えます。

3つ目の一貫性がなくなるのは，看護観として述べていることに実際の行動が伴わない場合です。例えば，「対象との関係において傾聴が必要です」という助言をしている一方で，指導者が患者と話している様子から傾聴していると感じない時，学生は違和感を感じます。

一貫性のない指導は実習目標の達成を遅らせるだけでなく，信用を失う

一貫性のない指導は学生を困惑させます。向かうべき方向が定まらないことで学生は悩むことになりますが，前回と異なる助言に対し，「自分がきちんと聞き取れなかったのかもしれない」と自分を責めたり，異なる二者からの助言に対し，「どちらか片方の助言を選ぶことで，どちらかに失礼になるかもしれない」と悩んだり，何とか自分の中で処理できないかといろいろと考えたりしていることもあります。しかし，学生を支援する立場である我々指導者の不適切な対応で学生が悩むことになるのは不本

意です。

　また，指導に一貫性がないと，学生にとって実習が進んでいない（停滞している）と感じやすく，ストレスや焦りにつながることがあります。指導の方向が定まらないことで，学生自身の行動指針も定まらず，結果として実習目標の達成が遅れることも考えられます。何より，成果につながらない指導は，学生からの信用を失いかねません。

　和田らは，「この人と一緒に仕事をすれば大丈夫だという安心感は，そこで仕事をしたいという動機を高めるだけでなく，安心して仕事ができる雰囲気をつくる」[14]としています。

　学生が不信感を抱えたまま行う実習は，学生にとってよりどころがなく，効果的に実習が進まないことが容易に想像できます。このような学生の心理状態は，受け持ち患者へのケアにも影響します。

　学生がいたずらに迷うことなく実習を進められるよう，指導者自身が指導方針を決めることと合わせて，学生が実際の指導に一貫性を感じられるようなかかわりが必要だと言えます。

学生が指導に一貫性を感じられるよう，三者間で十分なコミュニケーションを図る

　指導に一貫性を持たせるためには，三者間での十分なコミュニケーションが必要になると考えます。

　指導が学生に混乱を来していないかを適宜確認したり，教員と臨床指導者の間で異なる指導をどのように受け止めたらよいのか判断に困っている時は，一人で悩まず必ず相談してほしい旨を伝えたりして，学生への指導の影響を把握します。場合によっては，学生にとって異なると感じる2つの指導が，実は方向性は違っておらず，説明を補足することで学生が感じる違和感を解消できることもあります。いずれにしても，学生がどのように指導内容を解釈しているかということを把握することができなければ，誤解に気づくことも，誤解を解く機会をつくることもできません。

　一貫性のある指導において大切なことは，学生が指導に一貫性を感じているかという点です。いくら指導者自身が一貫性を意識して指導していたとしても，学生がその

ように感じていなければ，一貫性のある指導とは言えません。学生が一貫性のあると感じる指導にするためにはどうすればよいのか。筆者は，三者間のこまめなやり取りによって，軌道修正の幅をできるだけ小さくすることだと考えます。

　学生の学習状況や受け持ち患者の状態・状況によって，実習目標を達成するための課題の内容や取り組み方が変わることは十分にあり得ます。ただ，この場合，「変更＝一貫性がない」ということにはなりません。学生が変更の内容に対して，必要な軌道修正だと納得がいけば，実習は滞りなく進んでいきます。

　また，軌道修正の必要性について，途中経過を知らされず結論だけを聞かされた場合，学生は変更した方向性に驚くかもしれません。一方，途中経過を伝えた上で結論を知らせることは，事情をスムーズに把握しやすくなるだけでなく，学生に実習の当事者であることを自覚させる機会にもなります。このことを踏まえて，指導方針を指導者間で相談する際には，状況に応じて，学生にもその経過を伝えたり，学生にも参加してもらって，学生の意見も取り入れる機会を持ったりするよう心がけていました。

　このように実習の進め方について三者で共有したことで，結果として一貫性のない指導を予防することができたと考えます。また，学生自身の意見を求められる機会があることは，学生にとって認められていることを実感することにつながると言えます。

◆ローザン由香里の**チェックポイント！**

3 三者間の意図的なコミュニケーションは，指導の一貫性を保つことができる上に，学生にとって認められていることを実感できる機会になる！

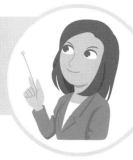

第**6**章

学生が
つまずきやすいケースから
指導案を検討する

　看護過程における指導内容や指導方法には，指導者の看護過程のとらえ方や，指導とは何か，学生とはどのような存在かといった考え方や思いが反映されます。
　本章では，看護過程を展開することができることを目標に，実際に指導を必要とした場面を取り上げ，筆者の指導の方法と考え方について紹介します。

ケース1 どのような情報を集めたらよいのか分からない

　どのような情報を集めたらよいのか分からないことで情報収集が進まず，学生が困っている時，学生はどのような情報を集めたらよいのかを知りたいと思っています。その場合，「集めるとよい情報はこれです」と伝えれば，学生の悩みは解決するように見えます。しかし，これは本質的な解決策ではありません。

　「どのような情報を集めたらよいのか分からない」というのは，学生の現状です。その事象自体が問題なのではなく，情報が集まらないことによって起こることが本質的な問題だとすると，それは何か。それはアセスメントができないことです。学生がこのことに気づけるように働きかけることによって，どのような情報を集めたらよいのかという悩みも併せて解消できます。

　どのような情報を集めたらよいのか分からないのは，集めた情報をどのように使うのかを理解できていないためです。**何のために情報を集めるのか，情報収集の目的を確認することで，集めるとよい情報の見つけ方も分かるようになります。**

学生Aさんの場合

　ある日，学生Aさんから，「どんな情報を集めたらいいのか，よく分からなくて」と情報収集について相談を受けました。詳細を知りたく，どのような情報を集めたらよいのか分からないために，情報収集が進まなくて困っているということなのか尋ねました。すると，Aさんからの返事は「そうではない」ということでした。実際に，記録用紙上では少しずつ情報は増えているとのことで，情報収集が進んでいないわけでもなさそうです。

　相談したいこと，質問したいことが明確になっていないようにも感じたため，<u>これまでどのように集める情報を確認していたのか，実際にそれらの情報をどのように集めていたのか，情報収集の現状について聞きました</u>。これまでの情報収集は，記録用紙に目安として書かれている，集めるとよい項目を参考にして，患者と話したり，カ

ルテから確認したりして，情報を集めていたとのことでした。

　ここまでの話を聞いていても，集める情報も，それらの集め方についても確認できており，Ａさんなりの方法で実践できているように感じました。そのことを伝えると，Ａさんからは「集めることはできるんですけど，必要な情報とそうでない情報とか，ポイントを押さえた情報収集ができていないように感じて」という返答がありました。つまり，あらかじめ決められた，集めるとよいとされている情報を集めることはできるけれど，それらをとりあえず集めることに疑問と非効率を感じているということでした。

　情報収集の目的を確認しないまま，情報を集めること（手段）自体が目的になってしまうと，集めた後に「使わない情報」が出てきます。また，アセスメントをしながら，足りない情報に気づくことがあります。アセスメントをする中で，さらに必要な情報に気づくというのは，不可欠なプロセスです。ただ，本ケースの場合，使わない情報は持っているにもかかわらず，必要な情報を集めることができていなかったことに，Ａさんは情報収集の改善の余地を感じたようでした。

　Ａさんは，アセスメントをすることによって，必要だった情報と，必要でなかった情報に気づくことができていました。そのことを改めて一緒に確認した上で，必要だった情報と必要でなかった情報を整理し，その違いは何かを確認したところ，Ａさんは「このアセスメントをするのに関係のない情報だった」と気づきました。これにより，「必要な情報＝アセスメントをするために必要な情報」であることを確認できました。

　学生から相談を受ける時，「ポイントを押さえた○○ができるようになりたい」というフレーズをよく聞きます。「無駄なことをできるだけ省きたい」という思いの表れのように感じますが，「ポイントが分かる」ということは「全体を把握できている」ということです。「いらないものが何かに気づくことができる」ということは，「いるものは何かを理解できている」ということの裏返しです。本ケースの場合，「必要な情報を集める」の「必要な」という言葉が意味する範囲を理解できていなかったことが，Ａさんが悩むこととなった原因の一つだったように思います。

　ただ，場合によって，余分な情報収集をしないことにこだわり過ぎてしまうと，逆に必要な情報が足りないということが起こることもあります。授業である実習におい

て，集めた情報に過不足があることは珍しいことではありません。必要だと思って集めたけれど，アセスメントに使わなかったという情報や，必要かどうかよく分からなかったけれど，アセスメントに使わなかったという情報には取り消し線で印を付けるなど，学生が自分の気づきを実習記録上で表現できるルールをつくっておくことは，学生が自分の情報収集の傾向を知る手がかりになるかもしれません。

ケース2 情報が不足している

　受け持ち患者について把握するためには，ほかにもこういう情報を持っていてほしいと思うことがあります。その場合，こんな情報も持っておくとよいということを伝えると，学生はその助言を受けて新たに情報を追加することができます。不足している情報が追加されることが目的なのであれば，これで解決です。

　ここで，情報の不足について指導する狙いを確認しておきたいと思います。情報の不足について指導する必要があるのは，なぜでしょうか。十分な情報がそろっていないことで，受け持ち患者を適切に把握できないためです。言い換えると，十分な情報がそろうことで，適切なアセスメントができるためです。情報に不足がない，これはアセスメントをするための情報として不足がないことを指しています。情報は多ければ多いほどよいというわけではありません。**アセスメントをするのに必要な情報を集めることが重要**です。

　例えば，栄養についてアセスメントをするのに必要な情報を集める時，学生が見落としやすいのは，疾患や治療，発達段階の特徴など，受け持ち患者の栄養に影響を及ぼす個別の因子です。「ほかにはありませんか？」と投げかけても，学生の理解の範囲を超えている場合，そのことに気づくのは至難の技です。この場合，筆者は，手がかりになるように，栄養に影響を及ぼす可能性がある因子についての例を挙げ（P.32 **表2**参照），受け持ち患者の状態・状況と照らし合わせて当てはまるものがないかどうかを確認させるようにしています。このように手がかりを示すことで，学生はこの先も手がかりを頼りに自分で情報の不足を確認できるようになります。情報を追加することによって，当初のアセスメントがどのように変わるのか，その違いを把握できることで，追加した情報がいかに重要であったかということを認識しやすくなります。

学生Bさんの場合

次の内容は，学生Bさんによる心不全患者における栄養のアセスメントです。

> 〈情報と情報の解釈・分析〉心不全事例：栄養のアセスメント
> 右心不全によって体循環系静脈系がうっ血し，循環血液が貯留するため，消化器官が正常に機能しなくなり，食欲不振を生じることがある。食欲不振が続くと，低栄養状態となり，電解質異常や免疫力の低下などの問題を引き起こす可能性がある。よって，必要な栄養を摂取できるよう，食欲や食事摂取量を観察していく必要がある。

本アセスメントの中には，心不全と栄養の関係を示すことができています。さらに，心不全という病態による栄養への影響が引き起こす二次的な問題についても触れることができています。ただ，受け持ち患者の状態・状況にまつわる情報がありません。

> 〈情報と情報の解釈・分析〉心不全事例：栄養のアセスメント
> 右心不全によって体循環系静脈系がうっ血し，循環血液が貯留するため，消化器官が正常に機能しなくなり，食欲不振を生じることがある。食欲不振が続くと，低栄養状態となり，電解質異常や免疫力の低下などの問題を引き起こす可能性がある（→**病態説明**）。よって，必要な栄養を摂取できるよう，食欲や食事摂取量を観察していく必要がある（→**援助の方向性**）。

心不全の場合，何がどのように影響して栄養状態が悪くなるのかという理解を踏まえて，その状況に受け持ち患者が当てはまるかどうかを確認させる必要があります。

一般的に，	受け持ち患者の場合，
右心不全の場合，	心不全はどのような状況？
→栄養状態に影響がある	→栄養状態には影響がありそう？
→二次的問題を引き起こす可能性がある	→二次的な問題を引き起こしそう？

まず，Bさんに，心不全と栄養との関係についての理解ができていることを伝えました。次いで，受け持ち患者の状態もこれに当てはまる場合は，食欲不振が起きて，

二次的問題を引き起こすかもしれないし，逆に，受け持ち患者の状態がこれに当てはまらない場合は，食欲不振が起きて，二次的問題を引き起こすという成り行きにはならないかもしれないことを伝え，現在のアセスメントには<u>受け持ち患者の現状がどうなのかについて補足する必要があること</u>を説明しました。

さらに，受け持ち患者に当てはまるかどうかを判断するための手がかりとして，事前学習の際にまとめた心不全の病態関連図を活用しました。病態関連図では，右心機能の低下によって何がどうなると食欲不振が生じるのか，その因果関係について確認できます。これによって，右心機能の低下を示す徴候や検査結果などを確認できました。

結果として，病態関連図が示す成り行きに受け持ち患者の場合も当てはまるとして，Bさんは元々のアセスメントに受け持ち患者の現状にまつわる情報および情報の解釈・分析を追加することで，次のようにアセスメントをまとめることができました。

> 〈情報と情報の解釈・分析〉心不全事例：栄養のアセスメント
> 右心不全によって体循環系静脈系がうっ血し，循環血液が貯留するため，消化器官が正常に機能しなくなり，食欲不振を生じることがある。
> 受け持ち患者の場合，頸動脈の怒張や下腿の浮腫を認めている。また，血液検査の結果より，肝機能が低下していることなどから，右心機能が低下していることが確認できる。また，食欲もなく，実際に食事の摂取量が毎食3割であることから，現在の状態が続くと低栄養状態となり，電解質異常や免疫力の低下などの問題を引き起こす可能性がある。
> よって，必要な栄養を摂取できるよう，食欲や食事摂取量を観察していく必要がある。

元々のアセスメントの内容を裏付ける情報が不足していたため，それらが必要であることと，どのようにして確認するとよいのかについて提案した一例です。不足していることを指摘し，何を追加すればよいのかを示すのではなく，気づかせる働きかけを心がけています。

ケース❸ 集めた情報を分類できない

　集めたすべての情報を分類できないということは考えにくいです。「この情報をどこに分類したらよいのか分からない」という時，**分類できているほかの情報について，その情報はなぜそこに分類したのかを聞いてみる**とよいです。そこには学生の判断があるはずです。しかし，その判断では「この情報」は分類できない。それはなぜか。そこに本ケースの指導の課題が潜んでいます。

　情報を分類できない時，どのカテゴリー（領域：ゴードンで言うところのパターン，ヘンダーソンで言うところのニード）でどのような情報を扱うのかということについて理解できていないことがあります。この場合，どのカテゴリーでは，何をアセスメントするためにどのような情報が必要なのかを確認できる一覧表があると便利です。

　また，ある1つの情報はある1つのカテゴリーに分類されるという誤解が分類を困難にしていることがあります。その場合は，同じ情報が複数のカテゴリーで扱われることがあることを伝えます。

　また，一見誤った分類に見える場合でも，実習記録上では見えない学生の意図があることがあります。気になった分類があれば，学生の意図を確認した上で，指導を検討する必要があります。

　「情報を分類できない」というのは，どのような状況を指しているのか，どの情報の分類に困っているのかなど，状況の詳細を確認することで，対策の的を絞りやすくなります。

学生Cさんの場合

　術後の栄養状態について判断するという場面で，次のように左側に情報をまとめ，右側に情報の解釈・分析をするという方法で，学生Cさんはアセスメントをしていました。

　右側のアセスメントには，栄養に関するアセスメントが含まれています。左側には，入院前，術前，術中，術直後から，受け持ちが始まった術後5日目までの経過，さらには栄養に限定せず，あらゆる情報が書かれています。

情報	情報の解釈・分析
・年齢，性別 ・診断名 ・術式 ・入院前の生活の様子 ・入院までの経過 ・入院時の様子，検査結果，医師からの説明に対する反応 ・入院後の経過 ・術中の経過 ・術後の経過 ・現在の様子　など	左側の情報の一部を使った栄養に関するアセスメント

　術後の状態を判断するためには，術前の情報や，食欲や食事摂取量などの直接栄養状態に関係する事柄以外にも必要な情報はあります。そのため，見落としがないようにと注意深くなるあまり，結局，すべての情報を書いてしまうということが起こり得ます。

　今回，Cさんの栄養のアセスメントを見た時，左側の情報のうち，アセスメントに使われていない情報が多く確認できたため，Cさんに「左側の情報のうち，どのようにアセスメントに使ってよいのか分からず，困っている情報はありますか？」と尋ねました。アセスメントに使っていない情報があることには，Cさん自身も気づいていたようで，「余分な情報があることは分かっているんですけど，どれも大事に思えて，つい書いてしまうんです」と返答がありました。この返答から，「使っていない情報」について，「アセスメントをする上で余分な情報である」と確認していることが分かりました。つまり，アセスメントをしてみて，初めて「使っていない情報は今回のアセスメントにいらない情報だった」と気づいたということです。

　余分な情報があったとは言え，必要な情報も集めることができていたため，結果としては受け持ち患者に合ったアセスメントができています。複数ある情報の中から栄養のアセスメントをする上で必要な情報を精選できていると言えます。アセスメントに必要な情報だけを集め，それらの情報を使ってアセスメントをするのが最も効率的

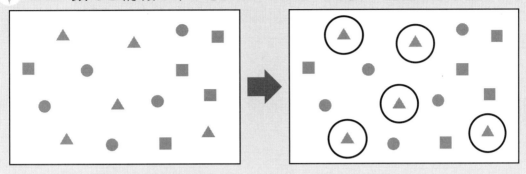

◆ 図23 数ある情報の中からアセスメントに必要な情報を選び出す

ではありますが，アセスメントに必要かもしれないけれど，必要ないかもしれない情報も含め，数ある情報の中から栄養のアセスメントをするのに必要な情報を選び出すという方法が（図23），Ｃさんにとって最も取り組みやすいアセスメントの方法であれば，その方法で「アセスメントができる」ことを目指すのも一案だと考えます。

一つ気がかりなのは，情報を整理することにかかる時間のことです。情報が増えれば，それらを書き出す時間も増えることになります。限られた時間の中で課題に取り組むためには，効率よく時間を使うことも重要です。そのことをＣさんにも伝えました。

すると，「まずは書き出してしまった方がやりやすい」と，自分のパターンを持っている様子でした。提案したい方法がある場合も，方法を変えることで，より時間がかかることになり，さらには元々できていたアセスメントもできなくなってしまうようであれば，Ｃさんにとってやりやすい方法でしばらく続けてみて，ある程度解き方パターンとして身に着いたところで余分な部分を省いていくという考え方もあると思います。

指導者は，情報を集めながら，この事例の場合は特にこの情報が重要になるということを見抜くことができます。そのため，学生がアセスメントを始める前に情報を整理している段階で，「なぜ，ここにこの情報が必要になるんだろう？」と疑問を感じると，それを学生に問うことがあります。自分の知識や判断に自信のない学生は，そう指摘されると，「間違った情報を集めてしまったんだ」とその情報を取り消してしまいがちです。こちらとしては早めの対処のつもりが，学生によっては，その対処が混乱を引き起こすことになることもあります。

その学生にとっての「やりやすいやり方」というのは，一度や二度アセスメントを見るだけでは見つけにくいかもしれません。そのため，出来上がったアセスメントだ

けでなく，その結論に至った経過について直接話をして確認することは，学生の考え方の傾向を知る重要な機会になると考えます。

ケース4 アセスメントが情報の羅列になってしまう

「情報の羅列になっていて，アセスメントになっていない」と言われると，学生は情報の羅列とアセスメントを全く別のものだと考えがちです。実際には，「情報の羅列はアセスメントの途中」だと言い換えることができます。筆者は，**アセスメントに必要な情報が並んでいる時，それらの情報をどうするとアセスメントになるのかということを助言する**ようにしています。

「解釈」について，「情報の意味を考えること」だと説明されることがあります。全くそのとおりなのですが，情報の意味を考えるというのは何をどうすることなのかを把握できていない学生には，イメージするのが難しいことがあります。その場合，筆者は，「解釈とは情報の意味を考えることです」という説明の代わりに，実際に情報を羅列したものと情報の意味を考えたものを並べて，その違いを見せるようにしています（**表6～8**）。

情報の羅列の後に看護の方向性を示すことができている時，看護の方向性からアセスメントを手繰り寄せることも可能です。どのようにしてこの看護の方向性が登場したのかを確認します。そこには必ず理由があるはずです。その理由に当たる内容が，アセスメントの内容になることが多いです。

学生Dさんの場合

次の内容は，学生Dさんによる術後1日目の患者の睡眠のアセスメントです（術式，ライン類の詳細などについては省略）。

> 創痛があり，ドレーンが挿入されていること，持続点滴を行っていることなどから，十分な睡眠を確保できていないと考えられる。

表6　情報の羅列と情報の解釈の違い〈例1〉

情報の羅列	情報の解釈
・問いかけに反応がない ・静止していられない ・指示したことと異なることをしている	集中力がない
・何度も文字入力をやり直している ・眉間にしわが寄っている	パソコンをうまく使えていない
・身長160cm，体重68kg ・BMI25.6	標準体重をオーバー

　　　　↑　　　　　　　　　　　　　↑
　事実そのもの　　　　　　事実をどのようにとらえたか

解釈とは，情報そのものではなく，それらの情報をどのようにとらえたのか，とらえた内容を指す。解釈する人によって，とらえ方は異なる。なぜそのようにとらえたのか，裏付けとなる事実ととらえ方の間にどれだけの論理があるかが重要。

表7　情報の羅列と情報の解釈の違い〈例2〉

情報の羅列	情報の解釈
・毎食3割摂取	→少ない
・S：食欲がない	→正常ではない
・身長160cm	
・体重45kg	
・BMI17.6	→やせぎみ
・血清総タンパク6.0 g/dL	→総タンパク低い
・アルブミン3.0 g/dL	→アルブミン低い
	<u>十分な栄養を摂取できていない</u>

　　　　↑　　　　　　　　　　　　　↑
　事実そのもの　　　　　　事実をどのようにとらえたか

例えば，毎食3割摂取という情報に対する「少ない」という解釈について。この解釈が妥当かどうかは，何を基準に少ないと判断したかという点を確認する必要がある。判断基準があること，その判断基準が妥当であることなどから，この解釈が妥当かどうかを判断できる。「自分の場合と比べて」「普通は」「一般的には」という，感覚や習慣だけに頼らず判断することに注目する。解釈の結果が正しいかどうかではなく，解釈する方法が妥当かどうか（裏付けを持って事実をとらえることができているかどうか）を確認する。

表8　情報の羅列と情報の解釈の違い〈例3〉

情報の羅列	情報の解釈
・入院前，睡眠時間は平均8時間であった ・「調子が悪くなってから，苦しくて何度も夜中に目が覚めるようになった」「今は4時間ぐらいは続けて寝てるかな。十分に休めないので，翌日疲れる」という発言がある ・夜間訪室すると，持続点滴の配置を整えていることがある	現在の睡眠時間は，入院前の平均8時間に比べると，<u>半分に減っている</u>。また，翌日の疲労感を訴えていることからも，現在の状況では，<u>十分な睡眠を確保できていないと言える</u>。持続点滴に注意できることは安全確保につながるが，<u>現在は睡眠を妨げる因子になっている</u>。 【結論】 これらのことから，<u>活動に必要な睡眠を確保できていないと考える</u>。

　Dさんから「指導者から『思い込みになっていませんか？』とコメントをもらったけれど，それに対してどのように返事をしたらいいのか分からない」と相談がありました。
　注目したいのは「解釈」がない点です。
・創痛がある。
・ドレーンが挿入されている。
・持続点滴を行っている。
　これらはすべて事実として起きていることであって，このこと自体は意味を持ちません。これらの情報をどのようにとらえるのかによって，看護介入が必要かどうか，必要な場合はどのような看護介入が必要なのかが決まります。創痛があることと睡眠との関係，ドレーンが挿入されていることと睡眠との関係，持続点滴を行っていることと睡眠との関係。それぞれ，Dさんに確認しました。すると，次のようなことが挙がってきました。
・創痛があると，目が覚めてしまい，熟睡感が得られない。
・ドレーンが入っている痛みや違和感があると，それが気になって眠れない。
・ドレーンが入っていると，抜けてしまわないかと心配で眠れない。
・持続点滴が行われていると，抜けてしまわないかと心配で眠れない。

・持続点滴が行われていると，動きが制限されて目が覚めてしまうことがある。

どれも睡眠との関係としては妥当であると言えます。

次に，これらの状況が受け持ち患者に当てはまるかどうかを確認することを提案しました。確認する方法は次のとおりです。

睡眠への影響	確認したいこと
創痛があると，目が覚めてしまい，熟睡感が得られない	痛みで目が覚めるということが起きているか（どの情報からそのように判断したか）
ドレーンが入っている痛みや違和感があると，それが気になって眠れない	ドレーンが入っていることによる痛みや違和感を感じているか（どの情報からそのように判断したか）
ドレーンが入っていると，抜けてしまわないかと心配で眠れない	ドレーンが抜けることを心配しているか（どの情報からそのように判断したか）
持続点滴が行われていると，抜けてしまわないかと心配で眠れない	持続点滴が抜けることを心配しているか（どの情報からそのように判断したか）
持続点滴が行われていると，動きが制限されて目が覚めてしまうことがある	持続点滴が動きを制限しているか。そのために目が覚めてしまうことがあるか（どの情報からそのように判断したか）

結論から言うと，Dさんは，睡眠への影響として考えられることについて，実際に受け持ち患者の状態・状況がそれに当てはまるかどうかを判断するための情報を持ち合わせていませんでした。Dさんは「それで思い込みだって言われたんですね」と，指導者のコメントに納得していました。

学生としては，自分なりにいろいろと考えた上で結論を出しているため，「思い込み」と言われると納得がいかなかったり，ショックを受けたりすることがあります。こちらの意図していることは，「そう判断するだけの十分な裏付けがそろっていませんよ」ということなのですが，それが正しく伝わらないと，学生は何に取り組むべきかが分からず，またそのような指導に困惑することにもなりかねません。

十分な解釈がされないまま，結論が出てしまっている時，「何をすれば十分な解釈ができるのか」その内容・方法を示したり，一緒に取り組んだりすることで，学生が自分の課題に気づくことができるよう心がけています。

ケース5 アセスメントが浅い

アセスメントが浅いと感じる時，指導者は「何かが足りない」と気づいています。**指導は，何が足りないかを明確にすることから始まります。**

筆者が感じる浅いアセスメントは，大きく分けて2種類あります。一つは，分析が不十分なアセスメント。もう一つは，情報が不十分なアセスメント。

情報が不十分なアセスメントに関しては，ケース2で述べたとおりです。

分析が不十分と感じる時というのは，情報が示す事象について，なぜそのようなことになっているのか原因を確認する作業において，挙がっている原因が足りていない時です。ほかにも，この原因に気づいてほしいという場合が当てはまります。

ケース2でも触れましたが，学生の理解の範囲を超えている時，「ほかにはありませんか？」という問いは効果的ではありません。しかし，気づいてほしいので，手がかりを示すようにしています。

学生は助言の内容が分かると，その助言を基に取り組み始めます。分析内容についても，ほかに考えられる原因の探し方が分かると，それを探して見つけることができます。

しかし，ここで大事なことは，ほかに考えられる原因を見つけることではなく，ほかに考えられる原因を見つけたことで，より受け持ち患者に合った看護介入が検討できることです。この点を実感できるよう，アセスメントの改善にとどまらず，看護計画を立案する際に分析を改善した理由について確認できると，より効果的だと言えます。

学生Eさんの場合

学生Eさんのアセスメントは，紙上患者事例（心不全）で活動についてアセスメントをする時，次のように情報を羅列した後に必要な援助を述べるという形になっていました。

情報	解釈・分析と援助の方向性
・入院1週間ほど前から徐々に悪化して、身体を動かしにくくなった ・横になっても眠れないほど息が苦しい ・身体を動かすと、息苦しさ、喘鳴が生じる ・「身体がだるいです」「横になると余計に苦しいです」	・入院1週間ほど前から徐々に悪化して、身体を動かしにくくなった ・横になっても眠れないほど息が苦しい ・身体を動かすと、息苦しさ、喘鳴が生じる ・「身体がだるいです」「横になると余計に苦しいです」 呼吸困難の症状が出ているため、ベッド上安静が必要な状態である。横になっても苦しい場合は、姿勢を調整するなどの指導が必要である。

　左側に情報、右側にアセスメント（解釈・分析）を書くという書式になっており、Eさんは、左側に書いた情報をまた右側にそのまま書くことに疑問を感じたため、「情報を解釈・分析するという意味が分かりません。情報を（左側に書いた内容よりも）もっと詳しく書くということなのでしょうか？」と質問するに至りました。

　紙上患者事例でアセスメントをする場合、情報は既に用意されています。今回の事例において、Eさんは、患者にまつわるあらゆる情報のうち、活動に関係するものを選び出し、個条書きに並べた後、それらを基に必要な援助を考えています。

　この場合、結論として挙げられた必要な援助が「妥当」かどうかとは別に、<u>結論を出す上での裏付けは十分であるかどうか</u>という点を確認したいと考えました。結論として挙げた援助について、なぜ「その援助」が必要だと判断したのか、その理由を確認しました。「ベッド上安静」について、それが必要だと判断した理由を確認すると、「息苦しさがあるからです」と返答がありました。続けて、「息苦しさがある時、ベッド上で安静にすると、どんな援助の効果がありそうですか？」と、息苦しさとベッド上安静の関係を確認するための発問をしました。すると、「ベッド上で安静にすることで、息苦しさがなくなると思います」という答えが返ってきました。そこで、もう一度Eさんに、自分のアセスメントの内容を見直してもらいました。すると、「横になっても眠れないほど息が苦しい」「横になると余計に苦しいです」という情報に気づきました。「息苦しい時には安静にする」というEさんの中の方程式が通用しなくなったことで、アセスメントが止まってしまいました。

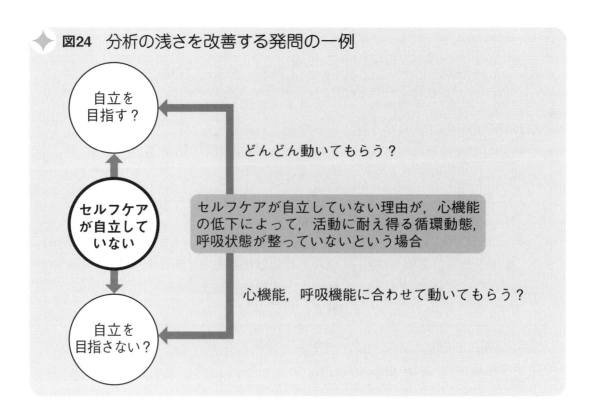

◆ 図24 分析の浅さを改善する発問の一例

　ここで、「横になっても眠れないほど息が苦しい」「身体を動かすと、息苦しさ、喘鳴が生じる」という2つの情報を取り上げて、何が起こっているのかを確認するために、なぜこのような状態になっているのか、「心不全」という病態について再学習する機会を設けました。学習の結果、左心不全によって肺うっ血を起こしている時、呼吸困難が生じること、臥床することで呼吸がしにくくなること、また、左心機能が低下していることで、過剰な負荷がかかると心臓に負担がかかる（脈拍が上昇する、息苦しさが生じるなど）ことを確認できました。

　「心不全という病態を確認した上で、改めて情報を見直すと、必要な援助は変わってきそうですか？」と尋ねると、Eさんは「はい、変わりそうです。ベッド上で安静にしてもらうことは変わりませんが、起座位で安楽な姿勢を取るようにします。あと、動くことで苦しくなるので、姿勢を変えることを指導するのではなくて、介助した方がいいと思いました」と答えました（**図24**）。

　ここまでのやり取りを振り返り、ある情報について、それはつまり何が起きていることなのか、なぜそれが起きているのかなどを確認することが解釈・分析であることを改めて伝えました。また、解釈・分析を十分にしないまま、必要な援助が浮かんだ

時は，その援助が妥当かどうかを判断するために，今回のように「なぜ，この状態・状況だとこの援助が必要だと言えるのか」をもう一度確認するとよいことを付け加えました。Eさんは「なぜその状態になっているのか，原因が分かることで看護が変わるんですね。病態を理解する必要があるというのはこういうことなんですね」と，看護を考える上で病態理解が必要であることに気づくことができました。

特に紙上患者事例の場合，患者の様子を観察によって確認できないことから，学生は「息苦しさ」などの症状を自分の経験を頼りに想像することがあります。すると，自分にとっての「息苦しさ」の経験，例えば，運動した後や疲労感が強い時などに自分が取る対処方法が援助として浮かぶかもしれません。五感を使って対象をとらえることができないという点において，紙上患者事例での看護過程は，実習における看護過程の場合と比べ，アセスメントが難しいと言えます。その点を考慮して，紙上患者事例を作成したり，課題を検討したりする必要があることを改めて感じた一例です。

今回の件で一つ思い出したことがあるので，追記しておきます。

自分の中で常識になっている事柄というのは，なぜそれが必要なのかと聞かれても，相手を納得させるだけの返事ができないことも多いです。「『なぜ？』と聞かれても，普通はそうでしょ？」という感じです。また，聞かれ方によっては，責められているように感じることもあります。質問している方としては理由を知りたいだけなのに，「なぜ？」と聞かれると，「何でこんな答えになるの？」と言われているように感じてしまうのです。「なぜ？」と「根拠は？」は，学生にとって簡単に頭を真っ白にしてしまう恐怖の言葉のようです。もちろん，すべての学生がこれに当てはまるわけではありませんが，言葉一つも使い方によっては，相手の意欲を引き出したり，逆に奪ったりすることを知っていると，選ぶ言葉，使う言葉が変わり，それに伴って相手との関係も変わってくるように思います。

ケース6 アセスメントがずれる

「アセスメントが浅い」場合と同様，アセスメントがずれていると感じる時，指導者は「何かがずれている」と気づいています。**指導は，何がずれているかを明確にすることから始まります。**

筆者がよく目にする「ずれ」は次の2種類です。

①アセスメントを書く場所がずれている（該当するカテゴリーに書かれていない）。

②受け持ち患者の状態・状況に合っていない。

　アセスメントを書く場所が合っているというのは，例えば，栄養というカテゴリーにおいて，栄養の状態について結論付けていることを指します。

　栄養のカテゴリーに栄養のアセスメントを書けない時，考えられる原因には次の2つがあります。

①栄養というカテゴリーではどのようなアセスメントをするのかを理解できていない。

②アセスメントの内容が栄養のカテゴリーに合っていないことに気づいていない。

　ケース3で紹介した一覧表を使うなどして，各カテゴリーにおいて何についてアセスメントするのかを再確認させることと，再確認した内容と実際のアセスメントを照らし合わせてずれがないかどうかを確認させることによって，ずれに気づくことができます。

　この場合のずれは，気づくことができれば，該当するカテゴリーに移動することで解決します。たとえずれても，対処方法があることを知っていることで，学生は間違いを心配し過ぎずに取り組むことができるかもしれません。

　もう一つ，受け持ち患者の状態・状況に合っていない＝ずれている時，その原因には次の2つが考えられます。

①情報が足りていない。

②アセスメントをする上での知識が足りていない。

　「あることについて知らないので，このアセスメントになる」「あることについて理解できていないので，このアセスメントになる」という場合，現在のアセスメントを改善するために，どのような知識が必要なのかを明確にすることで，指導の手がかりが見つけやすくなります。

学生Fさんの場合

　「何を書くのか」を理解できていても，「何のために行うのか」を理解できていないのは，アセスメントができない代表的な例です。言われたことが理解できて，その方

法が分かれば，行動することが可能です。ただし，行動ができても，行動の結果が目的にかなわない時，その行動は効果的だとは言えません。

次の内容は，学生Fさんが心不全患者（紙上事例）の健康知覚・健康管理パターンをアセスメントする際，病態生理について書くように言われたことを思い出してまとめたものです。この続きをどうしたらよいか分からず，手が止まってしまいました。

> 過去に弁置換術を受けており，通院を続けていたところ，風邪をひいたことをきっかけに心不全を発症した。

改めて，健康知覚・健康管理パターンにおいて，何についてアセスメントするのかを最初に確認しました。健康知覚・健康管理パターンでは，Fさんが把握しているとおり，病態理解が必要になります。さらに，対象が健康をどのようにとらえているか，実際にどのような健康管理をしてきたかなどの情報も扱うことになります。筆者の場合，どのような情報を集めるかの前に，まずこのパターンにおいて「何について結論を出すのか」について伝えるようにしています。

①**受け持ち患者の現状において必要な健康管理は何か。**
②**実際に必要な健康管理ができているか。**

①を確認するためには病態理解が必要になります。今回の事例の場合，いわゆる健康維持・向上のための健康管理ではなく，心不全を悪化させないための健康管理が必要であることに気づかせる必要がありました。そのため，「心不全の患者の健康管理について確認する」ことを伝えました。すると，心不全の場合，どのような健康管理が必要なのか，また，なぜそれらの健康管理が必要なのかについて確認することができました。

続いて，②について確認します。Fさんの考えられる範囲で「実際に必要な健康管理ができているかどうか」を判断してもらいました。次いで，そのように判断した理由を確認します。この段階で，持っておくべき必要な情報について再確認します。必要な健康管理ができているかどうかを確認する際に，管理できていると判断する場合も，管理できていないと判断する場合も，その裏付けとなる情報が必要です。その裏付けとなる情報が，これまでの健康管理の方法であったり，健康観であったりします。対象が健康において何を大切にしているか，自分の健康をどのようにとらえているか

ということを把握できると,現在必要な健康管理ができている理由やできていない理由,必要な健康管理をどのように指導したらよいのかを考える手がかりが見つけやすくなります。

これらの結果,アセスメントは次のように修正されました。

> ○○さんは塩分の取り過ぎが良くないことは分かっているが,自分の食事だけ薄味にすることを面倒に感じており,食事管理に消極的である。この状態が続くと,血圧が上昇して心臓に負担がかかり,心不全を悪化させてしまうため,塩分制限に関する指導を行い,食事管理が面倒にならない工夫などについて一緒に考えていく必要がある。(一部抜粋)

心不全という病態を踏まえて,現在必要な健康管理を把握できており,さらに,対象の健康に対する意識を踏まえた上での必要なかかわり方を含む内容になりました。

ケース7 言いたいことが分かりにくい

結論がない,結論が複数ある,内容が矛盾している,内容が無秩序に並んでいるといった文章は,書き手の「言いたいこと」が伝わりにくいことがあります。

このような場合,何から指導したらよいのか迷うかもしれません。筆者は,まず**学生から直接「結論(言いたいこと)は何か」を聞く**ようにしています。

結論は何かをズバリと答えられない時,そもそも何について結論を述べるべきなのかということ自体があいまいになっていることがあります。その場合,「ここではこのことについて結論を出す」ということを伝えた後,「学生の結論は何か」を確認します。

学生の結論を把握できると,それを手がかりに文章の内容が理解でき,これによって指導の方向性が確認しやすくなります。心がけていることは,最初から文章を何とかしようとしないことです。

内容によっては,構成を整えることで言いたいことが分かりやすくなることがあります。その場合,文章の型に沿って文章を書くことを提案します。学生には,自分が読んで分かりやすいと感じるアセスメントをアセスメントの文章の型として持ってお

くことを勧めています。

　分かりやすい文章が書けるようになるには練習が必要です。実習前に文章を書く練習が十分にできていない時，実習期間中だけで書けるようになることは難しいです。この点を考慮して，「書ける」ことに関する実習目標を検討する必要があると考えています。

ケース8　疾患と関連付けられない

　疾患と関連付けられていないと感じる時，指導者は「疾患と関連付けることができると，この判断はこう変わるだろう」という学生に伝えたい理想の判断に気づいていると思います。**指導は，その理想の判断と現在の学生の判断との違いを明確にすることから始まります。**

　学生はどのようにして現在の判断をしたのか。現在の学生の判断がどうなるとよいのか。そのためには学生には何が必要なのか。

　活動のアセスメントを例に挙げて考えてみます。活動のアセスメントが疾患と関連付けられていなかったとします。その原因として次の2つが考えられます。
①疾患と活動との関係を十分に理解できていない。
②疾患と活動を関連付けるという意味が分からない。

　「疾患と関連付ける」ということができるようになるには，疾患が活動に影響を及ぼすことに気づくこと，また，疾患が活動に及ぼす影響についての知識をどのように判断に役立てるとよいのかを理解することが必要になります。

　学生の理解の範囲を超えている時，学生自身で気づくことは難しいため，気づくための働きかけが必要になります。特に，疾患による生活への影響というのは，目で見て確認できないことも多く，学生にとってはとらえにくいかもしれません。

　例えば，アセスメントにおいて，疾患と関連付けるということができていなかったとします。疾患のことが十分に考慮されていないアセスメントの結論からは，受け持ち患者の状態・状況とは少しずれた看護が浮かんでくることが想像できます。筆者は，学生のアセスメントから「少しずれた看護」を引き出し，それを利用します。何がずれているのか，なぜずれているのかに気づかせることで，疾患と関連付ける意味を実感できるように工夫しています。

学生Gさんの場合

術後の呼吸状態をアセスメントする際，合併症を考慮できなかった学生Gさんの例です。

> 呼吸回数は16〜20回/分と基準値内であり，酸素投与を中止してからも酸素飽和度は99〜100％をキープできている。また，リズムも規則的であり，息苦しさなどの自覚症状もない。時々自分で痰を出しているが，現在は痰が詰まっている感じもなく，肺雑音も聞かれない。これらのことから，呼吸状態は安定していると言える。

術後のアセスメントをする際に注目してほしいのは，合併症についてです。現在の状態に加え，手術の影響を踏まえて今後どのような状態になり得るのかについても判断してほしいところです。今回は，呼吸についてのアセスメントを取り上げていますが，活動，排泄などのアセスメントにおいても，合併症に関する内容が含まれていませんでした。術後のアセスメントにおいて，「手術の影響を踏まえて今後を予測する」という認識が十分ではないことが分かりました。

今現在の呼吸状態についてのアセスメントはできていることを伝え，「術後であるということに注目すると，重要なことがもう一つある」ことを伝え，術後の合併症についてまとめられていた事前学習レポートを見直すように提案しました。術後というキーワードで，術後合併症にたどり着き，無気肺以外にも，イレウスや出血などの他の合併症についても改めて気づくことができました。この気づきが，「そっか。だから，看護師さんは患者さんに痰のことを毎回聞いていたんですね」と新たな発見につながりました。また，無気肺の生じるメカニズムを一緒に確認すると，少量だが痰が出ていることから，十分に痰を喀出できないことによって無気肺を引き起こす可能性があるという判断に変わっていきました（**図25**）。

術後の合併症，急性期の合併症などは，教科書に漏れなく書かれている事項です。学生はそれをきちんと拾い，レポートにまとめていることも多いです。ただ，いざ受け持ち患者を目の前にすると，目で確認できる事柄をとらえることで精いっぱいになってしまうことは少なくありません。今回は，復習してほしい内容が事前レポート

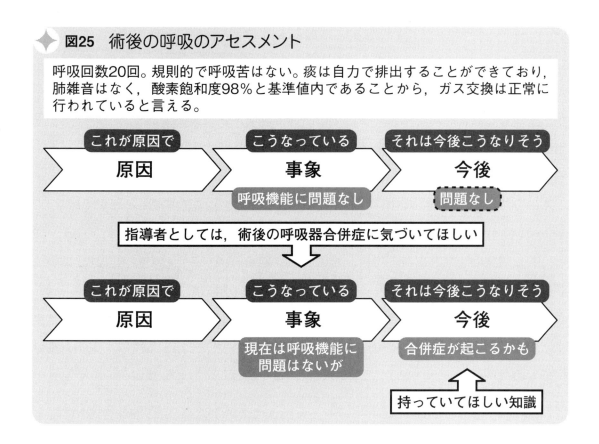

◆ **図25 術後の呼吸のアセスメント**

に含まれていたため，それを見直すことを提案しましたが，事前レポートにまとめられていない場合も，教科書や授業で使った資料などのどこを参考にするとよいかを伝えると，学生は必要事項に気づきやすくなります。授業や紙上患者事例でその必要性を説明してもなかなか理解が得られないのは，対象の様子をイメージすることが難しいことが一因として考えられます。術後にある受け持ち患者を目の前にしている今だからこそ，合併症の早期発見，早期対処の必要性が分かる。今まさに起きている事象は，ほかのどのような教材よりも学生の学びにつながると改めて実感します。

ケース9 対象に合った看護問題を挙げられない

アセスメントについて指導した後，最終的に挙げられた看護問題が指導者の予想と異なる場合，学生の挙げた看護問題を優先します。

学生の挙げた看護問題を優先することで，明らかに受け持ち患者に影響があると考えられる場合は，その影響に気づくような働きかけによって，看護問題を見直す必要があるかもしれません．学生の中にその看護問題を挙げた理由があり，その理由が妥当な場合，受け持ち患者への影響を考慮した上で，可能な範囲で学生の考えを優先するようにしています．

　この方法を取り入れる理由は2つあります．一つは，指導者が考える理想ではなく，学生の結論が実は対象の現状に合っていたという可能性があるためです．もう一つは，もし対象の現状とずれる場合，その看護問題を解決するための看護計画を実施・評価する中で，「ずれ」に気づくことになるためです．中には，看護計画を立案する前，看護目標を立てる段階で受け持ち患者の現状に合わないことに気づくこともあります．この看護問題を取り上げて進ませるのはどうだろうと懸念する時は，仮の看護目標や看護計画をイメージさせ，それらと現状とを照らし合わせる機会をつくるようにしています．

　指導者が気づいたことを学生に伝えることは簡単です．ただ，学生自身でそのことに気づけるようになるには，どうかかわるとよいのか，答えではなく，解き方を教えるという意図で，このような方法を取り入れています．

ケース10 看護目標を立てられない　看護目標に具体性がない

**　学生が看護目標が浮かばない，思いつかないと悩んでいる時，最初に確認させたいのは「アセスメントの内容」です．**

　看護目標とは，看護問題が解決した状態です．つまり，「看護問題」は何かを確認できれば，漏れなく看護目標の概要を確認できます．看護目標は，浮かんだり，思いついたりするものではありません．看護目標を考えるというのは，当てもなくアイデアが舞い降りてくるのを待つことではなく，アセスメントの内容を基に，現状を引き起こしている原因が減ったり，なくなったりすることで現状が改善された状態を確認することです．

　看護目標が浮かばない，思いつかないと悩んでいる時，学生は看護計画の立案と，

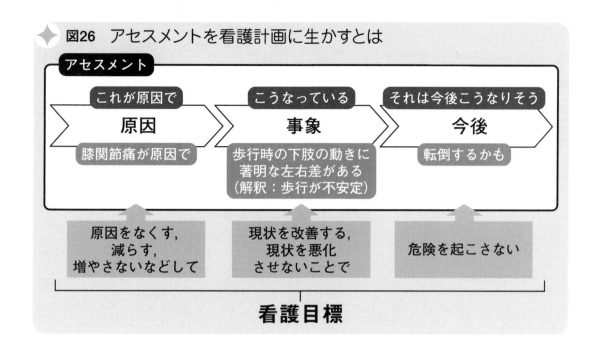

それ以前のステップとのつながりを意識できていないことが多いです。何のためにアセスメントをするのか，何のために問題の明確化を行うのか，それらの目的を確認することで，アセスメントを使って看護目標を立てるという意図が理解しやすくなると言えます（**図26**）。

　看護目標に個別性を出せないという場合も同じです。最初に確認するのは，アセスメントの内容です。一つ注意しているのは，最初から十分に具体的な目標表現にならなくてもよいという点です。筆者は「個別性」は「具体性」であると伝えています。前半に述べた方法で看護目標の概要を確認することで，看護目標の骨組みが出来上がります。その骨組みを基に，受け持ち患者の場合は具体的にどのような状態を指すのか，それはつまりどのような状態なのかという確認を繰り返すことで，具体度を上げていきます。

　ただし，具体性，個別性を気にし過ぎると，学生がなかなか看護目標を立てられないことがあります。その場合，抽象的であったとしても，今考えられる看護目標で評価をさせてみます。実際に評価をする中で，目標が抽象的で評価がしにくいとか，目標が受け持ち患者に合っていないとか，高過ぎる，あるいは低過ぎるといったことに気づくことがあります。

　適切な評価をするために，看護目標は具体的である必要がありますが，看護目標の

妥当性は評価をしてみて初めて分かります。具体性を出すことに時間をかけた看護目標であっても，実際に看護計画を実施した結果を評価する際に，目標を変更する必要があることに気づくケースもあります。看護目標も，看護計画同様，日々変化する受け持ち患者の状態・状況に合わせて，適宜変更が可能であることを伝えるようにしています。

学生Hさんの場合

　学生Hさんは，回復期にある高齢の受け持ち患者に対し，次のように転倒する可能性があるとアセスメントしました。

> 室外のトイレまでの歩行が許可され，昼間に平均3回トイレまで歩行をしている。ベッドから立ち上がる際には，十分に足に力が入らないことや，しっかりと足を床に着ける前に立ち上がろうとすることで，一度では立ち上がれないことがある。足が床に着いたことを確認しないまま立ち上がることで，姿勢が不安定になりやすい。さらに，歩行中は，前傾姿勢になりやすく，周囲を注意できないことで，物や人にぶつかることも考えられる。さらに，十分に足を上げられないことで，つまずきやすい。これらのことから，転倒しやすい状況であると考える。

　このアセスメントを基に，長期目標を「転倒しない」として，短期目標を「姿勢に注意して歩行できる」としました。看護目標の骨組みは出来上がっている状況だったため，姿勢に注意して歩行できたかどうかは何で判断するのかということを参考に，短期目標を具体的にするとよいことを提案しました。すると，「正しい姿勢で歩行する必要性を理解できる」と看護目標を変更してきました。

　ここで，アセスメントの内容を確認することになりました。筆者はHさんに「この看護計画は，患者さんが転倒しないことを目標にしていますね。その目標を達成するために，看護計画を行っていくわけなんだけれど，この患者さんは転倒しやすい状況にあるのは，どんなことが影響しているんだろう？」と問いかけました。そして，Hさんが影響している事柄を必死で考えているところに，Hさんのアセスメントを差し

出しました．自分のアセスメントを読み返し，転倒しやすい状況を引き起こしている原因について再確認しました．そこで，正しい姿勢で歩行する必要性を理解できると，転倒を予防できそうかどうかを確認すると，必要性を理解できるだけでは，この患者の場合，転倒を予防できるとは言えないという結論に至りました．この辺りから，筆者の発問の意図を察したようで，表情に余裕が出てきました．

　このようにアセスメントと看護目標の関係を確認した後，もう一度，この患者の場合，何がどうなると姿勢に注意して歩行ができたと言えるのか問うたところ，笑顔で，上体を起こす（前傾姿勢を改善する）こと，足を十分に上げて前に進むことなどを挙げることができました．アセスメントを基に看護目標を具体的にした一例です．

　看護目標に具体性を出す時，「もっと具体的にする」必要性があることを指摘するだけでは，学生は何をどのように修正すればよいのか分からないことがあります．看護目標を具体的にするとは，「受け持ち患者のどのような状態・状況を指すのか」「受け持ち患者の何がどうなることを指すのか」を確認することです．必要な事柄を含むアセスメントができていて，問題の明確化が済んでいれば，看護目標に具体性を出すことは難しくありません．看護目標に具体性がない時，具体的な看護目標の表現方法を示すのではなく，具体性を出していく方法について，アセスメントと照らし合わせながら確認するようにしています．

ケース11 看護計画に個別性がない

　看護計画に個別性がない時，最初に確認させたいのは「アセスメントの内容」です．その理由は，ケース10で述べたとおりです．

　看護計画の内容を見て，受け持ち患者の特徴が十分に表現されていないと感じる場合であっても，実施が可能な看護計画の内容であれば，まずは実施することを勧めています．その理由は，実施した結果に得られた気づきが看護計画に反映されることで，個別性のある看護計画になっていくからです．

　筆者は，「個別性を出す」ことを「具体性を出す」ことだと説明しています．個別性のある看護計画とは，このような特徴を持つ受け持ち患者のこの援助において，何をどうすることなのかを具体的に示したものなのです．

看護計画は，看護問題の解決を保証するものではありません。看護問題の解決（看護目標の達成）を目指し，実施と評価を繰り返す中で日々改善されていくものです。個別性を十分に出した具体的な看護計画を立ててから実施を開始するのではなく，実施と評価を繰り返しながら，より受け持ち患者に合った看護計画にしていくことが，看護目標達成のための効果的な看護計画の実施であると考えています。

ケース12 看護計画が対象に合っていない

　まず，看護計画のどの部分からそのように感じたのかを確認します。次に，「対象に合った看護計画」とはどのような看護計画を指すのかを確認します。最初に確認した部分をどのように改善すると，対象に合った看護計画になるのかということを目安に指導を検討します。

　筆者がこれまでに見た対象に合っていないと感じる看護計画というのには，次の2種類があります。

①受け持ち患者に合わない内容が含まれている看護計画
②受け持ち患者に必要な内容が含まれていない看護計画

いずれの場合も，アセスメントを確認することから始めるようにしています。

　看護計画を立案する時，一般的な内容を含む既成の看護計画を参考にすることがあります。その場合，受け持ち患者に合わせて内容を調整する必要があります。この調整の際に，受け持ち患者に当てはまらないものがそのまま残っていたり，また受け持ち患者に必要なものが追加されず，一般的な内容のままであったりすると，「受け持ち患者に合っていない看護計画」になります。教科書や参考書の看護計画をそのまま使用することのないよう，受け持ち患者に合わせて調整する必要性を確認させます。

　ケース11同様，看護計画を実施することによって受け持ち患者の反応を確認することで，一般の看護計画のうち，どれが受け持ち患者に当てはまり，どれが当てはまらないのかについて判断しやすくなると考えるため，実施と評価を繰り返す中で，看護計画の内容を調整するように促しています。

ケース13 評価ができない

　評価ができない時，評価とは具体的に何をすることなのかを確認するようにしています。

　評価ができない時，考えられる原因には次の2つがあります。
①評価とは何をすることなのかを理解できていない。
②評価をするための情報を持ち合わせていない。

　看護過程における「看護計画の評価」では，看護計画を評価します。看護計画を評価するというのは，立案した看護計画が看護目標を達成するのに妥当であったかどうかを評価するということです。

　評価について「援助の振り返り」という認識がある場合，実施した看護計画が受け持ち患者に合っていたか，安全・安楽に行うことができたかという視点だけで評価されがちです。このような場合，看護目標を達成できたかどうかという視点で，実施した看護計画が効果的であったかどうかを評価する必要もあることを伝えます。

　評価をする時にもう一つ大事なことは，評価をするための情報を持っているということです。実施した看護計画の妥当性を評価するためには，そのための情報が必要です。その情報が何で，どのように集めるのかということを理解しており，実際に情報を集めることができていないと，評価はできません（P.72参照）。

ケース14 評価が感想文・反省文になる

　看護計画を実施した結果としての「受け持ち患者の反応」に関する情報がない時，評価の内容が感想文や反省文になりがちです。なぜなら，実施者である学生自身が感じたことを中心に実施したことを振り返ることになるからです。

　感想文・反省文を評価に変えるためには，何を実施して，どう感じたか，どう考えたかではなく，**何を実施して，それに対して受け持ち患者はどのように反応し，この反応からその援助の効果を評価するという考え方を指導**します。実施した看護計画が効果的であったかどうかを判断する時の裏付けに，受け持ち患者の反応を使うということです。

学生Iさんの場合

　学生Iさんは，次のように看護計画の評価をまとめた結果，「評価が感想文・反省文になっている」と指摘を受けました。

> ・予定していた時間内に終わらせることができなかった。
> ・介助者との連携がうまく取れず，手間取ってしまった。
> ・必要物品に不足があり，ケアを中断してしまった。
> ・実施後，患者さんに「ありがとう」と言われてうれしかった。
> 次回は，必要な物品を不足なく準備する。予定どおりに終わるよう，手順を見直す必要がある。連携をうまく取れるよう，介助者と十分な打ち合わせをする必要がある。

　しかし，今回の自分の記録が，なぜ「評価」にならないのか，どこをどのように直せば「評価」になるのかが分からず，困っていました。Iさんのすべての気づきは，改善が必要だという結論になっています。このことを踏まえて，「気づき」を基に，それぞれの出来事が受け持ち患者にどのように影響したのかを考えてもらいました。

　1つ目の「予定していた時間内に終わらせることができなかった」という気づきに対し，予定どおりに終わらせないと受け持ち患者にどのような影響があるのか，予定どおりに終わると受け持ち患者にどのような影響があるのか，Iさんはいろいろと考えた結果，「予定どおりに終わるかどうかよりも，安全で患者さんに苦痛がないように行うことの方が重要である」という結論に達しました。すると，「予定どおりに終わるよう，手順を見直す必要がある」という対策も検討し直す必要が出てきます。

　ここまでを確認できたところで，元々のIさんの評価と今回一緒に行った評価との違いである「ケアに対する受け持ち患者の反応」を取り上げて，次のような話をしました。「感想文・反省文になる評価と本来の評価との違いは，『何を基にケアの効果を判断しているか』という点です。感想文・反省文の場合は，ケアを行った看護者が感じたこと，気づいたことを基に判断しているのに対して，看護過程で言うところの評価は，『行ったケアに対する対象の反応』を基に判断しています。行ったケアが効果的であったかどうかを判断する裏付けとして，対象の発言や行動，しぐさ，態度，変

化などのO情報が必要になります」。

　余裕がない状態でケアを行う時，学生は自分の手元や手技に意識が集中しがちです。すると，ケアを終えた後，行ったケアを振り返った時に，さまざまな反省点が浮かんでくるのも自然な気がします。反省点は，より良いケアを検討する上で重要な手がかりになります。ただ，手がかりとして使うことができないと，看護計画は改善されません。看護計画を実施する目的は，看護問題を解決することです。何のための看護計画なのか，この点を改めて確認することで，何について評価するのか，そのためには何が必要なのかを理解しやすくなります。

　Ｉさんには，これまでの振り返りに加えて，「看護問題を解決する看護計画であったかどうかを判断するには，どのような情報が必要になりそうか」について考えてもらいました。今回扱っていた看護計画は入浴のセルフケア不足であったため，次のような点が挙がってきました。
・介助をしている時の患者の表情（苦痛はないか，疲労はないかなど）
・どの部分は自主的に行おうとしているか。
・どの部分の動作に困っているか。
　感想文・反省文になってしまいがちな評価を看護計画の妥当性を判断する評価にするために，この2つの違いと感想文・反省文になる理由を理解することによって，悩みが解決した一例です。

ケース15 評価が次の看護計画につながらない

　評価の内容が次の看護計画につながらない時，評価の内容を次の看護計画に反映させるということを知らない，忘れている，どのように反映させたらよいのか分からないなどの原因が考えられます。

　看護計画は，実施と評価を繰り返し，実施・評価のたびに追加・修正することで充実していきます。ただ，看護計画をそのように扱うことを知らない場合，最初に立案した看護計画が追加・修正されることのないまま残っていることがあります。実施には前回の評価が反映されているけれど，看護計画は立案した当初のままという状態です。これは，看護計画の扱いを知らないことによって起きていることなので，**実施・**

評価によって必要時看護計画を追加・修正する，つまり評価の内容を看護計画にどう反映させるのかを伝えることで解決します。

　評価に限らず，結果として「できていない」時，「できない」「やっていない」と判断してしまうことがありますが，知らないだけのことも多いです。評価を次の看護計画につなげてほしい時，つなげるというのは何をどうすることなのか具体的な方法を伝えることで，学生は何をすればよいのかを理解し，行動しやすくなります。

学生Jさんの場合

　学生Jさんから，「『評価が次につながらない』と言われたのですが，その意味がよく分かりません」と相談がありました。Jさんの場合，指導者からの「評価を次につなげる」という意味を「今回の反省や気づきを次回に生かす」と解釈できていたのですが，それをどこにどのように表現すればよいのか分からずにいました。

　どこにどのように表現するのかを伝える前に，Jさんに「今回はどのような反省や気づきがあって，それらを次回どのようにしようと考えているか」を確認しました。すると，「ベッドから足だけを下ろして足浴をしたんですが，ベッドが少し高過ぎて，足が十分にお湯まで届かなかったので，次回はベッドの高さを調節しようと思っています。あと，患者さんが足浴中にご自分の足を時々のぞき込まれるのですが，その際，姿勢が前傾になるので，ベッド柵につかまってもらうなどすると，前傾でも姿勢が安定するかと思いました」と，足浴を実施した時の受け持ち患者の反応から，実施方法の改善点がいくつか挙がってきました。

　Jさんは，具体的な方法や留意点などを把握できていたため，まずそれらを看護計画に「追加・変更（修正）」という形で示すとよいことを伝えました。それに対して，Jさんから「看護計画って，1回立てて終わりじゃないんですね」と返答がありました。看護計画を「書く」ことが第一義的な目的になると，ひとまず看護計画を完成させ，提出することができれば完了という誤解が生じやすくなります。今回のケースも例に漏れず，看護計画の意義，扱いにおける誤解によって生じた悩みだと言えます。

　看護過程を示す図においても，「看護計画の立案」の次のステップは「看護計画の実施」となっています（**図27**）。便宜上，図で示す矢印が一方向になっていることが

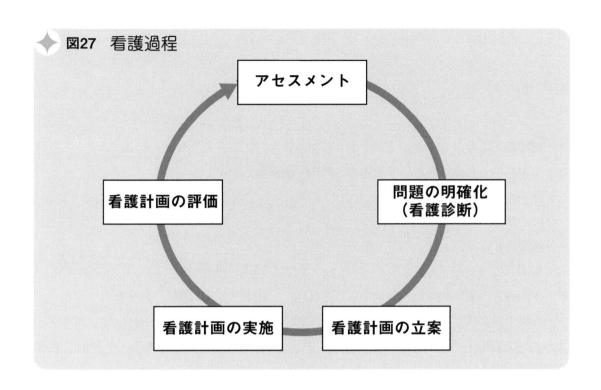

図27 看護過程

多いですが，実際には，看護計画の立案，実施，評価の間は行き来を繰り返します。ただ，紙上患者事例での看護過程の場合，計画立案後の展開を体験すること，イメージすることが難しいことがあります。実習前の紙上患者事例での看護過程において，看護計画の立案，実施，評価の十分な体験ができていない時には，実際の学生の実施，評価を活用しながら，看護問題を解決するための看護計画としてより充実させることができるようなかかわりを心がけています。

また，Jさんの場合，毎日の行動目標・行動計画を活用していたため，看護計画の追加・変更（修正）を終えた後，実際に翌日（次回）どのようなことに注意して，何をどのように行うのか確認した内容を行動目標に反映させるとよいことを伝えました。毎日の行動目標・行動計画は，記録としては日ごとの扱いになるため，目標を立て，計画を立て，実施をした結果を振り返り，そこまでの内容を書き終えると，そこで1日分の記録としての役割が完了するという認識が学生の中にあるかもしれません。振り返りをする目的は，次回行うケアをより良いものとするためです。振り返った内容がどこにも反映されることのないまま終わってしまうことのないよう，看護計画の追加・変更（修正）と翌日の行動目標・計画との関係をその都度伝えるようにしています。

引用・参考文献

1）樋口裕一：わかりやすい文章を書く技術，P.5，フォレスト出版，2013．
2）黒田裕子：わかりやすい看護過程，P.10，照林社，1994．
3）池西靜江，石束佳子編：臨地実習ガイダンス―看護学生が現場で輝く支援のために，P.11，医学書院，2017．
4）前掲3），P.75．
5）前掲3），P.39．
6）中西睦子：臨床教育論―体験からことばへ，P.194，ゆみる出版，1983．
7）向後千春：【電子版】いちばんやさしい教える技術，永岡書店，2016．
8）向後千春：上手な教え方の教科書―入門インストラクショナルデザイン，P.61，技術評論社，2015．
9）杉山尚子：【電子版】行動分析学入門―ヒトの行動の思いがけない理由，集英社，2014．
10）前掲2），P.47～48．
11）苫野一徳：【電子版】勉強するのは何のため？―僕らの「答え」のつくり方，日本評論社，2016．
12）加藤諦三：【電子版】不安のしずめ方―人生に疲れきる前に読む心理学，PHP研究所，2011．
13）和田秀樹，大塚寿：部下のやる気を2倍にする法―できる上司のモチベーションマネジメント，P.149，ダイヤモンド社，2004．
14）前掲13），P.157．
15）T．ヘザー・ハードマン，上鶴重美原著編集，日本看護診断学会監訳：NANDA-I 看護診断―定義と分類2015-2017，P.24～25，医学書院，2015．
16）長塚智子監修：看護過程の展開と指導―よくある"つまずき"を事例で読み解く！，P.159，日総研出版，2014．
17）杉森みど里，舟島なおみ：看護教育学 第5版増補版，医学書院，2014．
18）楠見孝，津波古登子：看護におけるクリティカルシンキング教育―良質の看護実践を生み出す力，医学書院，2017．
19）中西睦子：異端の看護教育―中西睦子が語る，医学書院，2015．

著者略歴

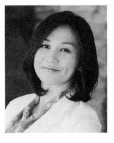

ユアナーシング 代表
看護師／元・看護教員
ローザン由香里

　看護師として循環器内科，心臓血管外科，腎臓内科などに勤務後，看護専門学校にて講義と実習を担当する。現在は「実習記録に振り回される実習を，看護を学ぶ実習に変える」をモットーに実習サポート活動を行う。学生が主体的に考え，対象に必要な看護を導き出すことができるよう，看護過程の学び方，および教え方について，独自の教材でサポート。個別対応のサポート利用者からは，実習中の睡眠時間が増えた，アセスメントが楽しくなった，自信がついたなどの報告が続いている。

実習で悩む看護学生のつまずきを解決する個別対応策の導き方

2018年4月16日 発行　　第1版第1刷

著者：ローザン由香里(ゆかり)©

企　画：日総研グループ
代　表：岸田良平
発行所：日総研出版

本部 〒451-0051 名古屋市西区則武新町3-7-15(日総研ビル)　☎(052)569-5628　FAX (052)561-1218

日総研お客様センター　電話 0120-057671　FAX 0120-052690　名古屋市中村区則武通1-38　日総研グループ縁ビル 〒453-0017

札幌	☎(011)272-1821　FAX (011)272-1822　〒060-0001 札幌市中央区北1条西3-2(井門札幌ビル)	広島	☎(082)227-5668　FAX (082)227-5691　〒730-0013 広島市中区八丁堀1-23-215
仙台	☎(022)261-7660　FAX (022)261-7661　〒984-0816 仙台市若林区河原町1-5-15-1502	福岡	☎(092)414-9311　FAX (092)414-9313　〒812-0011 福岡市博多区博多駅前2-20-15(第7岡部ビル)
東京	☎(03)5281-3721　FAX (03)5281-3675　〒101-0062 東京都千代田区神田駿河台2-1-47(廣瀬お茶の水ビル)	編集	☎(052)569-5665　FAX (052)569-5686　〒451-0051 名古屋市西区則武新町3-7-15(日総研ビル)
名古屋	☎(052)569-5628　FAX (052)561-1218　〒451-0051 名古屋市西区則武新町3-7-15(日総研ビル)	商品センター	☎(052)443-7368　FAX (052)443-7621　〒490-1112 愛知県あま市上萱津大門100
大阪	☎(06)6262-3215　FAX (06)6262-3218　〒541-8580 大阪市中央区安土町3-3-9(田村駒ビル)		この本に関するご意見は，ホームページまたはEメールでお寄せください。E-mail cs@nissoken.com

・乱丁・落丁はお取り替えいたします。本書の無断複写複製（コピー）やデータベース化は著作権・出版権の侵害となります。
・この本に関する訂正等はホームページをご覧ください。www.NISSOKEN.com/sgh

研修会・出版の最新情報は
www.nissoken.com

日総研

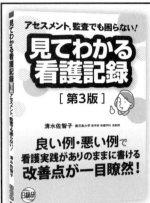

アセスメントとその記録方法、記録の問題点が見えてくる！

書き方と記録チェックの両方がわかる！

清水佐智子 鹿児島大学 医学部 保健学科 准教授

主な内容
・POSを理解しよう
・看護診断を身近なものに
・患者が求める看護を実践する
　―リッチな情報を得るために
・ちょっと気になる個人情報保護
・事実を書く
　根拠に基づいた正確な記録の仕方
・事故発生時・急変時の記録　ほか

増刷出来
B5判 2色刷
120頁
定価 2,408円+税
（商品番号 601800）

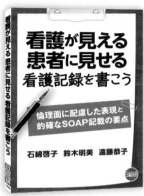

記載力・表現力を高め誰が見てもわかる記録の書き方を身につける！

記録の改善ポイントを記載例で解説！

石綿啓子 日本医療科学大学 保健医療学部 看護学科 教授

鈴木明美 国際医療福祉大学 保健医療学部 看護学科 講師

遠藤恭子 獨協医科大学 看護学部 講師

主な内容
・看護記録の基礎
・SOAP記録を書くポイント　ほか

新刊
B5判 160頁
定価 2,778円+税
（商品番号 601850）

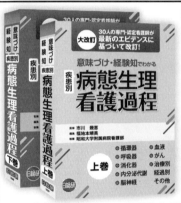

新人・学生レベルにも疾患の全体像、看護の流れを分かりやすく！

主な87疾患の解剖・病態生理と関連図、検査・治療と看護問題・看護計画を解説

監修 **市川幾恵**　編集 **福地本晴美**
執筆 昭和大学附属病院 看護部

改訂出来
上巻 A5判 2色刷 948頁 定価 3,900円+税
下巻 A5判 2色刷 872頁 定価 3,900円+税
（商品番号 上巻601839／下巻601840）

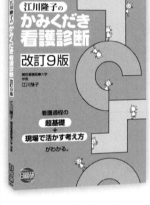

NANDA-I看護診断 2015-2017対応版

看護診断プロセスが看護過程に沿って理解できる！

江川隆子 関西看護医療大学 理事長／学長　日本看護診断学会 理事長

主な内容
・看護診断プロセスの基礎理解
　看護実践に看護師が用いる思考とは
　情報の整理・解釈・総合　ほか
・事例で学ぶ看護診断プロセス
　看護診断過程演習
　看護診断と成果（期待される結果）、
　看護治療計画との関係
　全体の事例展開　ほか

増刷出来
B5判 168頁
定価 2,482円+税
（商品番号 601829）

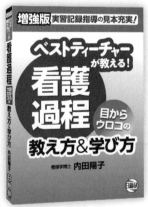

実習1日目で看護計画、2日目で実践・評価ができる！

次の看護過程へ発展できる！アセスメントがしやすくなる！

内田陽子 群馬大学大学院 保健学研究科 教授・看護学博士

主な内容
・看護過程の思考過程・土台を教える
・各看護学における段階的な看護過程の展開
・学年別看護過程の教え方　ほか

増刷出来
B5判 304頁
定価 3,241円+税
（商品番号 601737）

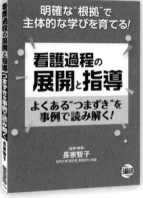

看護過程を展開できない人への指導法がわかる。

初学者が陥りやすい問題の解決策をよく遭遇する事例で解説！

監修・執筆 **長家智子** 佐賀大学 医学部 看護学科 看護学科長／教授

主な内容
・看護過程を理解・活用するために必要な基礎スキル
・看護過程の展開：
　アセスメントの基礎知識
　アセスメントの具体的な進め方
　看護診断／計画
　実施・評価　ほか

B5判 2色刷 200頁
定価 2,778円+税
（商品番号 601724）

日総研　詳しくはスマホ・PCから　商品番号 日総研 601724 検索

電話 0120-054977
FAX 0120-052690（無料）